Maggie la Tourelle · Anthea Courtenay
Was ist Angewandte Kinesiologie?

Dieses Buch ist auf Recyclingpapier gedruckt.
Abweichungen in der Papierfarbe sind daher
nicht ganz auszuschließen.

Maggie la Tourelle

Was ist
Angewandte Kinesiologie?

*Unter Mitarbeit von
Anthea Courtenay*

VAK Verlag für Angewandte Kinesiologie GmbH
Freiburg im Breisgau

Titel der englischen Originalausgabe:
Thorsons introductory guide to Kinesiology
© Anthea Courtenay and Maggie la Tourelle, 1992
Originally published by Thorsons. A Division of
HarperCollins Publishers Ltd., London
ISBN 0-7225-2699-7

Die Deutsche Bibliothek – CIP-Einheitsaufnahme

LaTourelle, Maggie:
Was ist angewandte Kinesiologie? / Maggie LaTourelle.
Unter Mitarb. von Anthea Courtenay. [Übers.: Petra Bollenbeck.
Bearb. der dt. Ausg.: Alfred Schatz]. – 2. Aufl. – Freiburg im Breisgau:
Verl. für Angewandte Kinesiologie, 1994
Einheitssacht.: Thorsons introductory guide to kinesiology < dt. >
ISBN 3-924077-44-4
NE: Schatz, Alfred [Bearb.]

2. Auflage: 1994
© VAK Verlag für Angewandte Kinesiologie GmbH, Freiburg 1992
Bearbeitung der deutschen Ausgabe: Alfred Schatz
Übersetzung: Petra Bollenbeck
Lektorat: Norbert Gehlen
Umschlag: Hugo Waschkowski
Gesamtherstellung: Rombach GmbH Druck- und Verlagshaus, Freiburg
Printed in Germany
ISBN 3-924077-44-4

Inhalt

Vorwort zur deutschen Ausgabe	7
Danksagung	9
Einführung	10
Über dieses Buch	11
Einige Definitionen	13

1 Die Entwicklung der Angewandten Kinesiologie 17

Die Entdeckung 18
Die Triade der Gesundheit 22
Applied Kinesiology und *Touch For Health* 24

2 Wie Angewandte Kinesiologie helfen kann 29

Was kann Angewandte Kinesiologie bewirken? 30
Ist Angewandte Kinesiologie sicher? 34
Angewandte Kinesiologie als Vorbeugung 35

3 Besuch bei einem Kinesiologieanwender 37

Die Auswahl 38
Die erste Sitzung 39
Die Folgesitzungen 43
Selbsthilfe 45

4 Kinesiologische Sondierung 47

Arten des Sondierens 47
Was sondiert werden kann 49
Sondierungsmethoden 53
Wie das Sondieren durchgeführt wird 62

5 Balancieren: Korrekturen und Anwendungen 69

Arten der Korrektur 70
Auswahl der Balance 77

6 Weitere Techniken und Selbsthilfe 81

Ziele setzen 82
Emotionalen Streß abbauen 87
Dehydration und Wasser 90
Das Immunsystem stimulieren 91
Seh-, Hör- und Koordinationsvermögen verbessern 92
Zusätzliche Techniken (nicht zur Selbsthilfe) 96

7 Richtungen der Angewandten Kinesiologie 99

PHP/PKP 101

Edu-K® 104

ONE BRAIN / THREE IN ONE 108

Biokinesiologie 112

Hyperton-X (Lösung hypertoner Muskeln) 114

Gesundheitskinesiologie 116

Klinische Kinesiologie 119

Systematische Kinesiologie 123

8 Angewandte Kinesiologie und andere Gebiete 127

Angewandte Kinesiologie als Ergänzung
zur holistischen Medizin 128

Angewandte Kinesiologie und
manipulative Therapien 130

Angewandte Kinesiologie als Hilfe bei der Auswahl von
Nahrungszusätzen und Heilkräutern 142

Beratung, Psychotherapie und Lebensstil 147

Energetische Medizin 155

Nachwort 163

Anhang: 165

1. Zusammenfassende Übersichten 165
   – Was kann sondiert werden? 165
   – Sondierungsverfahren 166
   – Welche Faktoren werden wie sondiert? 167
   – Korrekturen und Balancierungsmöglichkeiten 168
   – Selbsthilfetechniken 170
   – Schwerpunkte der verschiedenen Systeme und
     Richtungen der AK 172

2. Angewandte Kinesiologie in Deutschland 174

3. Kontaktadressen 178

4. TFH I-(Grundstufen-)Kursinhalte 180

5. Literaturverzeichnis 181

6. Stichwortverzeichnis 184

Über die Autorinnen 188

Vorwort zur deutschen Ausgabe

Seit meinem ersten Kontakt mit der Angewandten Kinesiologie – Ende der 70er Jahre in London – hat diese eine enorme Entwicklung erfahren. Schon damals hatte ich den Eindruck, auf etwas unwahrscheinlich Wertvolles gestoßen zu sein. Heute kann ich sagen, daß sich dieser Eindruck voll und ganz bestätigt hat. Obwohl seit nun mehr als zehn Jahren Lehrer und Anwender der kinesiologischen Möglichkeiten, werde ich immer noch fast täglich von Faszination und Staunen erfaßt angesichts der Erfahrungen und positiven Veränderungen derer, die mit Angewandter Kinesiologie arbeiten.

Das vorliegende Buch zweier englischer Autorinnen soll einen ersten, grundlegenden Überblick über die Möglichkeiten dieser noch recht jungen Methode geben. Der Angewandten Kinesiologie wohnt jedoch eine derartige Entwicklungsdynamik inne, daß seit der Fertigstellung des Manuskriptes für dieses Buch bis zu seinem Erscheinen schon wieder viel Neues hinzugekommen ist, das hier nicht mehr aufgenommen werden konnte.

Die Angewandte Kinesiologie ist von solcher Art, daß sie sich nicht auf einen einzigen Bereich (etwa Gesundheitspflege) beschränken läßt. Sie ist ein offenes System, dessen Anwendung die Selbstorganisation und Autonomie der Person fördert und verbessert und damit jeden Menschen zur Selbsthilfe befähigt. Sie hat ihren Ursprung in den Heilberufen, denn George Goodheart, der „Vater" der Methode, ist Chiropraktiker. Seit ihren Anfängen wurden jedoch unzählige neue Möglichkeiten erschlossen, so daß Heilkunde und Gesundheitspflege heute lediglich *einen* (wenn auch besonders geeigneten und bewährten) Teilbereich ihrer Anwendung bilden. Zwar wird im vorliegenden Buch diesem Teilbereich das Hauptaugenmerk gewidmet, doch sollte dies keineswegs zu der Schlußfolgerung verleiten, die Angewandte Kinesiologie sei primär eine neue Heilmethode. Wie mein Freund Dr. Hans Hein – Initiator des *Forum Synergie* in Hannover – bin ich der Ansicht, daß sie mehr die Ausprägung einer neuen Kommunikationsform für alle Lebensbereiche hat als den Charakter einer neuen Heilweise. Denn noch selten haben – wie er es ausdrückt – so viele Menschen auf solch spezielle Art mit dieser Intensität und Hingabe und mit diesem inneren Engagement zwischenmenschliche Kommunikation betrieben. Und faszinierend sei dabei die Verkürzung der Feedbackzeiten, die während des kinesiologischen Kommunikationsprozesses erreicht werden.

Einige der im Buch genannten Fallbeispiele geben glorreiche Momente und Sternstunden wieder und sollten nicht von vorneherein zu überhöhten Erwartungen verführen. Die Kunde von den ungeahnten Möglichkeiten der Angewandten Kinesiologie hat sich wie ein Lauffeuer verbreitet. Gefördert wird dies durch ein besonderes Charakteristikum: Sie stellt nämlich nicht sich selbst in den Vordergrund, sondern den betreffenden Menschen mit seinem bereits vorhandenen, wie auch immer gearteten Wissen, und bietet Möglichkeiten, sich diese Potenzen rascher und zielgerichteter nutzbar zu machen sowie beschleunigtes, intensiveres Lernen zu fördern.

Das heißt auch: Der Bereich der möglichen Anwendungen ist nahezu grenzenlos. Heute bedienen sich zum Beispiel schon Architekten, Künstler, Lehrer und Schüler, Angehörige sämtlicher Heilberufe, Gärtner, Landwirte, Friseure, Manager und Hausfrauen der kinesiologischen Techniken. Es gibt nicht den typischen „Kinesiologen", sondern so viele (verschiedene) Anwender der Kinesiologie, wie es Menschen gibt, die kinesiologische Vorgehensweisen in ihre Arbeit und in ihr Leben mit einbeziehen. Das Anwendungsspektrum läßt sich nicht auf eine bestimmte Berufs- oder Bevölkerungsgruppe beschränken. (Deshalb haben wir für diese deutsche Ausgabe den weiten Begriff des „Anwenders" der Kinesiologie gewählt.)

Die Angewandte Kinesiologie zeigt, daß nicht die Vermeidung von Leid, Krankheit und Schmerz die alleinige Motivation für die Auseinandersetzung mit der eigenen Person sein muß, sondern daß auch Freude und Neugier auf sich selbst und die eigenen Entfaltungsmöglichkeiten diese Auseinandersetzung anregen können. Die Frage: Was ist mir noch möglich? Wer bin ich, wenn ich mich von solchen Funktions-, Reaktions- und Streßmustern gelöst habe, die nicht meine eigenen sind?, führt im Zuge des kinesiologischen Sondierens (des Suchens nach möglichen Problemlösungsfaktoren) zum staunenden Entdecken neuer Möglichkeiten, deren Fülle unerschöpflich zu sein scheint. Und damit kehrt unweigerlich die Lust am Lernen in seiner ursprünglichen Form wieder: als Funktionslust, als Lust an einem Lernen, das seine Belohnung in sich selbst birgt. Und Ziele verwirklichen sich wie von selbst, nebenbei.
Lassen Sie sich von diesem Buch inspirieren, und vielleicht zählen auch Sie bald zum großen Kreis der Anwender!

Alfred Schatz, Freiburg, Oktober 1992

Danksagung

Mit großer Dankbarkeit möchte ich hier die inspirierende Arbeit von Dr. George Goodheart würdigen, der die Angewandte Kinesiologie entwickelt hat.

Im Namen der vielen Kursteilnehmer möchte ich auch Dr. John Thie und Dr. Sheldon Deal für ihren Weitblick und für ihre Großzügigkeit meinen innigsten Dank aussprechen.

Mein Dank gilt außerdem Dr. Bruce Dewe für sein Interesse an diesem Buch und seine Unterstützung sowie Elizabeth Andrews, die freundlicherweise mit großer Sachkenntnis das Manuskript las. Schließlich möchte ich mich bei allen Lehrern und Therapeuten bedanken, die auf eine so liebenswürdige Art und Weise wesentliche Informationen zu diesem Buch beitrugen.

Maggie la Tourelle

Einführung

Angewandte Kinesiologie ist eine der am schnellsten wachsenden und faszinierendsten Entwicklungen in der modernen natürlichen Gesundheitspflege. Es handelt sich hier um ein System zur Vorsorge, das den Muskeltest als Instrument der Sondierung (Begutachtung, Einschätzung) einsetzt und mit einer Kombination von sanften, sicheren Techniken auf den *ganzen* Menschen einwirkt. Angewandte Kinesiologie erstreckt sich über das gesamte Spektrum von Gesundheit und Heilung, von ihrer physischen Anwendung in der Chiropraktik, der Osteopathie und der Sportmedizin bis hin zu den weniger greifbaren Gebieten wie Psychotherapie und geistiges Heilen. Diese bemerkenswerte Spannweite der Anwendungsmöglichkeiten und die Verknüpfung der physischen Aspekte der Gesundheit mit den emotionalen und spirituellen läßt die Angewandte Kinesiologie zu einem ganz entscheidenden Teil der Gesundheitspflege in den neunziger Jahren werden, sowohl als eigenständige Methode wie als Ergänzung zur Schulmedizin und zu anderen Therapien.

Seit ihrer Grundlegung im Jahre 1964 durch den amerikanischen Chiropraktiker Dr. George Goodheart hat sich die Angewandte Kinesiologie zu einer außergewöhnlichen Vielfalt von Arbeitsbereichen entwickelt und ausgeweitet. Mittlerweile wird die Angewandte Kinesiologie weltweit praktiziert, unter anderem von Ärzten, Zahnärzten, Chiropraktikern, Osteopathen, Heilpraktikern, Physiotherapeuten sowie von Geschäftsleuten, Pädagogen und Laien. Seit 1973 haben weit über zwei Millionen Menschen in mindestens 42 Ländern Erfahrungen mit *Touch For Health* gemacht, einem besonders für Laien entwickelten System der Angewandten Kinesiologie.

Mit dem Muskeltesten (in Kombination mit anderen diagnostischen Techniken) bietet die Angewandte Kinesiologie eine der besten Sondierungsmethoden, die der modernen Gesundheitspflege zur Verfügung stehen (für manche Anwender die beste). Im Unterschied zu vielen anderen Methoden, die für sich beanspruchen, ganzheitlich zu sein, statt dessen aber unter dem Einfluß einer bestimmten Technik oder Philosophie stehen, ist die Angewandte Kinesiologie wirklich holistisch (= ganzheitlich). Sie umfaßt alle Aspekte des menschlichen Wesens – die strukturellen, psychischen und biochemischen Komponenten der Gesundheit – und liefert sämtliche Mittel, um Ungleichgewichte in allen drei (oft aufeinander einwirkenden) Bereichen zu sondieren und zu korrigieren. Das Zusammenspiel von holistischem Ansatz, Muskeltesttechniken und wirkungsvollen Korrekturverfahren befähigt die Angewandte Kinesiologie, positive Ergebnisse zu erzielen, wo andere Methoden – die Schulmedizin inbegriffen – versagt haben.

Über dieses Buch

Das Ziel dieses Buches besteht darin, das weite Spektrum der Angewandten Kinesiologie vorzustellen. Es ist ein informatives Buch und kein Ausbildungsleitfaden, wenn Kapitel 6 auch einige Selbsthilfetechniken enthält. Es wurde für die Allgemeinheit geschrieben sowie für angehende Studenten und Anwender der Kinesiologie, seien sie schulmedizinisch oder alternativ orientiert. Es richtet sich an jene, die noch wenig oder gar nichts über Angewandte Kinesiologie wissen und über keine kinesiologischen Erfahrungen verfügen. Weiterhin ist es auch für diejenigen aufschlußreich, die *einen* Bereich der Angewandten Kinesiologie kennengelernt haben und mehr über die anderen erfahren wollen.

In Ländern außerhalb der USA sind die Anwender der Angewandten Kinesiologie in ihrer Mehrheit alternativ orientierte Berater, Pädagogen, Psychologen und Angehörige der Heilberufe, die die Leistungsfähigkeit der Angewandten Kinesiologie erkannt haben. In den USA, ihrem Entstehungsland, wird die Angewandte Kinesiologie häufig von Chiropraktikern, Osteopathen und einigen Ärzten und Zahnärzten ausgeübt; aber auch in vielen anderen Bereichen kommt sie inzwischen zum Tragen.

Dieses Buch vermittelt einen Überblick über die Angewandte Kinesiologie, wie sie derzeit praktiziert wird, einschließlich der *Applied Kinesiology*, des *Touch For Health* sowie der weltweit gelehrten und ausgeübten Spezialgebiete. Es enthält Beschreibungen der verschiedenen Arten des Muskeltestens und der Korrekturtechniken. Hinzu kommt die Erörterung der breiten Palette von Symptomen, die Angewandte Kinesiologie korrigieren und lindern kann, von der physischen bis zur emotionalen Ebene, von Mangelernährung bis zu Lernproblemen, von professioneller Anwendung bis zu Selbsthilfetechniken. Das Buch bringt auch eine Reihe von Fallbeispielen, die zeigen, auf wie vielfältige Weise Menschen bereits von der Angewandten Kinesiologie in ihren unterschiedlichen Ausprägungen profitiert haben. (Diese Falldarstellungen wurden ausgewählt aus den persönlichen Erfahrungen Maggie la Tourelles und ihrer Kolleginnen und Kollegen. Formen wie „ich, mir, mein" in den Fallbeispielen beziehen sich auf Maggie la Tourelle. Die Namen der Betroffenen und einige Einzelheiten der Geschichten wurden verändert, um die Vertraulichkeit zu wahren.)

Maggie la Tourelle
Anthea Courtenay
(März 1992)

Einige Definitionen

Angewandte Kinesiologie bietet, wie Sie später noch sehen werden, dem Anwender die Möglichkeit, mit dem Hilfesuchenden auf dem Weg über den Körper zu kommunizieren. Gleichzeitig bedient sie sich – wie dies auch bei konventionellen und alternativen Richtungen der Medizin gebräuchlich ist – einer ganz bestimmten Sprache. Zum besseren Verständnis folgen nun kurze Erläuterungen einiger Begriffe dieser Terminologie.

Angewandte Kinesiologie

Das Wort „Kinesiologie" stammt von dem griechischen *kinesis*, das Bewegung bedeutet. In der Medizin steht „Kinesiologie" für Untersuchung der Muskeln und Bewegungslehre. Mit dem Begriff *Applied Kinesiology* bezeichnete Dr. George Goodheart das von ihm entwickelte System der diagnostischen und therapeutischen Anwendung des Muskeltestens in verschiedenen Bereichen der Gesundheitspflege. Mittlerweile versteht man unter *Applied Kinesiology* nur noch diese *ursprüngliche* Methodik, wie sie das *International College of Applied Kinesiology* (im folgenden abgekürzt: ICAK) in den USA lehrt. Nachdem sich inzwischen aus diesem Ansatz zahlreiche unterschiedliche Richtungen und Anwendungsgebiete entwickelt haben, hat sich im deutschen Sprachraum die Bezeichnung „Angewandte Kinesiologie" (im folgenden abgekürzt: AK) als eine Art Oberbegriff für alle diese Systeme eingebürgert. (In diesem Sinne wird der Begriff auch in diesem Buch benutzt; Anmerkung des Verlags.)

Die *Kinesiology Federation*, die Dachorganisation für die verschiedenen Richtungen in Großbritannien, definiert Angewandte Kinesiologie wie folgt:

> „Angewandte Kinesiologie (wörtlich: das Studium der Körperbewegung) ist ein holistischer Ansatz, die Bewegung und Wechselwirkung der Energiesysteme eines Menschen zu balancieren. Vorsichtige Sondierung der Muskelreaktion zeigt jene Körperteile an, wo Blockaden und Ungleichgewichte das physische, emotionale oder energetische Wohlbefinden beeinträchtigen. Dieselbe Methode kann auch die Faktoren identifizieren, die zu Unausgewogenheiten dieser Art beitragen.

Die Selbstheilung des Körpers wird durch Berühren der Reflex- und Akupressurpunkte stimuliert sowie durch bestimmte Körperbewegungen und Nahrungszusätze. Auf diese Weise kann ein höheres Niveau des physischen und mentalen, emotionalen und spirituellen Wohlergehens erreicht werden."

Muskeltesten

Das Muskeltesten wird später ausführlich beschrieben, aber eines muß von Anfang an klar unterschieden werden: daß die Muskeln in der AK nicht auf ihre *Kraft* hin untersucht werden wie in der Physiotherapie, sondern mit dem Ziel, die Beschaffenheit der Muskelreaktion und der Energie, die dem Muskel unmittelbar zur Verfügung steht, zu begutachten.

Energie

In der AK unterscheidet sich – wie heute in vielen Bereichen der Naturheilkunde – die Bedeutung der Wörter „Energie" und „energetisch" wesentlich von derjenigen, die sie im täglichen Leben haben. Das Wort „Energie" meint nicht „Aufstehen und Loslegen", obwohl auch das oft aus einer kinesiologischen Sitzung resultiert. In diesem Zusammenhang bezieht sich „Energie", auch als „feinstoffliche Energie" bezeichnet, auf Energiesysteme innerhalb und außerhalb des Körpers.

„Feinstoffliche Energie" steht als Synonym für das *Qi* (ausgesprochen: chi) der chinesischen Akupunktur und das *prana* der traditionellen indischen Medizin und Philosophie. Im Laufe der Jahre fanden sich viele andere Begriffe für diese universelle Lebenskraft, von deren harmonischem Fluß die Gesundheit von Geist und Körper abhängt. („Geist", engl.: *mind,* umfaßt im Zusammenhang dieses Buches auch die seelische Seite.)

Obwohl die moderne Medizin und Naturwissenschaft diese Energieform lange Zeit ignorierte, wird ihre Existenz immer mehr akzeptiert. Diese Zustimmung beruht zum einen auf der Anerkennung der Akupunktur in der westlichen Welt, zum anderen auf technologischen Entwicklungen wie etwa der Kirlian-Fotografie, die Bilder dieses feinstofflichen Energiefeldes produziert und Variationen im Gesundheits- und Energiezustand eines Menschen widerspiegelt.

Heute werden die Begriffe „energetische Medizin" und „Schwingungsmedizin" *(Vibrational Medicine)* in zunehmendem Maße (von Ärzten, Heilpraktikern und Therapeuten) für einen ganzen Komplex natürlicher Heilungssysteme eingesetzt, die Akupunktur und AK einschließen. Der amerikanische Arzt Dr. Richard Gerber schrieb ein ausgezeichnetes und ausführliches Buch zu diesem Thema. (Vgl. Literaturverzeichnis)

Diese feinstoffliche Energie wurde schon immer von sensiblen Menschen wie Heilern gesehen und gefühlt. Und Akupunkteure werden darin ausgebildet, den Fluß von *Qi* mittels zwölf spezifischer Ausprägungen des Pulses an den Handgelenken abzulesen. Diese stehen mit einer Reihe von Energiebahnen, den *Meridianen,* in Verbindung, von denen sich jede auf spezifische Körperorgane, Drüsen oder Systeme bezieht.

Darüber hinaus hat die AK den Zusammenhang zwischen diesen Meridianen und bestimmten Muskeln entdeckt, mit denen sie energetisch gekoppelt sind. Die AK benutzt den Muskeltest, um die Energie eines Menschen einzuschätzen, bevor sie mit zahlreichen Techniken den gesunden Energiefluß im ganzen Körper anregt.

Gleichgewicht und Ungleichgewicht

Die alte Philosophie der chinesischen Medizin behauptet, Gesundheit resultiere aus Gleichgewicht und Harmonie mit *allem,* also aus einem perfekten Zustand, in dem es weder ein Zuwenig noch ein Zuviel gibt. Diese Überzeugung steht im Mittelpunkt der AK und wird heutzutage von vielen alternativen Therapeuten geteilt.

Anwender der AK setzen den Muskeltest ein, um Energieungleichgewichte zu erkennen, das heißt Über- und Unterenergie, die die Gesundheit beeinträchtigen könnten, und greifen auf die Theorie der Akupunktur zurück, um diese Energiezustände balancieren zu können. Ziel ist also das Ausgleichen von Dysbalancen (Ungleichgewichten, Störungen).

Reflexpunkte

Diese Punkte liegen auf oder nahe der Körperoberfläche. Sie sind mit Teilen des Körpers verbunden, die sich nicht unbedingt in demselben Gebiet befinden. Stimulierung der Reflexpunkte, etwa durch sanftes Reiben, wirkt sich auf den entsprechenden Teil des Körpers aus. Kinesiologische Korrekturverfahren bestehen unter anderem darin, einige dieser Punkte zu halten oder leicht zu massieren.

Kapitel 1

Die Entwicklung der Angewandten Kinesiologie

„Wenn wir wirklich sehen und hören und fühlen, dann sehen und hören und fühlen wir die komplizierte Einfachheit des Menschen und die einfache Kompliziertheit des Menschen."

Dr. George Goodheart

Geistiger Urheber der AK ist George Goodheart, ein ausgezeichneter Beobachter und kreativer Doktor der Chiropraktik, der in den sechziger Jahren diese ganzheitliche Methode zu entwickeln begann, um eine Vielfalt körperlicher Symptome zu beurteilen und zu korrigieren. Seither hat sich dieses Verfahren in den chiropraktischen und medizinischen Berufen Amerikas verbreitet.

In Ländern außerhalb der USA verhält sich die Lage anders. Obwohl AK unter Befürwortern der natürlichen Heilweisen an Popularität gewinnt, wird sie von der Schulmedizin fast völlig ignoriert. Da ihre Wurzeln in der Chiropraktik zu suchen sind, verfügt die AK über eine solide wissenschaftliche Basis. In den Vereinigten Staaten kann die Ausbildung der Chiropraktiker ebenso streng wissenschaftlich ausgeprägt sein wie die der Ärzte und berechtigt sie dann, den Doktortitel zu führen. (Dies gilt auch für Chiropraktiker in Großbritannien, die ihre Ausbildung in den USA oder nach vierjährigem wissenschaftlichem Studium am *Anglo-European College of Chiropractic* in Bournemouth absolviert und kürzlich vom *Council for National Academic Awards* einen offiziellen Abschluß erhalten haben.)

Die Entdeckung

George Goodheart begann seine Ausbildung an der *University of Detroit* und promovierte 1939 am *National College of Chiropractic*, das, um mit seinen Worten zu sprechen, „Ärzte hervorbringt, die chiropraktische Methoden anwenden". In der Tat nimmt auch das *International College of Applied Kinesiology* (ICAK) heute nur Studenten mit medizinischen oder naturwissenschaftlichen Qualifikationen auf.

Der chiropraktische Hintergrund

Die Angewandte Kinesiologie entwickelte sich aus der Chiropraktik (das Wort bezeichnet das „mit der Hand Ausgeübte"). Hierbei handelt es sich um eine manipulative Behandlung der Wirbelsäule und der Gelenke, die Daniel Palmer, ein begabter, wenn auch ein wenig ungewöhnlicher Amerikaner, Ende des 19. Jahrhunderts erfand. Chiropraktik ist mehr als eine manipulative Technik. Sie beruht auf der Idee, daß die Nerven für alle Körperfunktionen verantwortlich sind und daß Störungen des Nervensystems die Gesundheit negativ beeinflussen. Eine Behandlung der Wirbelsäule wirkt sich auf den ganzen Menschen aus, weil die Wirbelsäule das Rückenmark und das Zentralnervensystem umschließt, von dem Nerven zu allen Teilen des Körpers ausgehen.

Chiropraktiker beschäftigen sich aber nicht nur mit der Wirbelsäule und den Gelenken, sondern auch mit Muskeln. Denn es sind die Muskeln, die die Wirbelsäule und andere Knochen in ihrer Stellung halten. Schwache oder überspannte Muskeln verursachen Verformungen in der Körperhaltung und im Skelett, und damit können sie verantwortlich sein für Beschwerden, die auch nach manipulativen Behandlungen immer wiederkehren. Die Notwendigkeit, korrekte Muskelbalance herzustellen, lag also dem Interesse am Austesten und Korrigieren von Muskelungleichgewichten zugrunde und führte schließlich zur Entwicklung der Angewandten Kinesiologie. Chiropraktik beruht auf der Annahme, daß Gesundheit von innen herrührt, aus der angeborenen Intelligenz des Körpers. Gemäß Daniel Palmer hängt diese angeborene Intelligenz mit der universalen Intelligenz zusammen, die die Welt in Gang hält. Deshalb verbindet uns das Nervensystem mit der allumfassenden Intelligenz.

Heutzutage ist Chiropraktik die weltweit am meisten anerkannte alternative Therapie. Besonders in den USA ist sie weitverbreitet, wo für viele Menschen die Chiropraktiker als wichtigste Gesundheitsratgeber den Hausarzt ersetzt haben. Auch in anderen Ländern gewinnt die Chiropraktik mehr und mehr an Zustimmmung. 1990 wurden die Ergebnisse einer klinischen Versuchsreihe veröffentlicht, die der *British Medical Research Council* in Verbindung mit der *British Chiropractic Association* durchführte. Aus diesen Untersuchungen ging hervor, daß chiropraktische Manipulation bei der Behandlung von Schmerzen im unteren Teil des Rückens erfolgreicher und beständiger ist als die herkömmliche ambulante Krankenhausbehandlung.

George Goodheart war der Sohn eines Chiropraktikers, der ebenso als Homöopath, Allopath (konventionelle Medizin) und Heilpraktiker arbeitete. Der eklektische Ansatz (Zusammentragen von Elementen verschiedenartiger Konzeptionen) seines Vaters beeinflußte ihn. Als er 1964 die AK entdeckte, wurde er bereits als führende Kapazität auf seinem Gebiet geschätzt und lehrte seine Kollegen in regelmäßigen Seminaren neue chiropraktische Techniken.

Die erste Entdeckung: Experimente mit Muskeltesten

Dr. Goodheart gelangte zu dieser Entdeckung, wie er es selbst formulierte, „durch reinen Glückszufall". Er behandelte einen jungen Mann, der darüber klagte, daß er keine Anstellung finden könne, die Handarbeit beinhalte. Jedesmal scheitere er an der physischen Untersuchung, weil seine Schulterblätter nach hinten „heraussprängen". Nach Untersuchung des Muskels, der das Schulterblatt nach vorne bewegt, stellte Goodheart voller Erstaunen fest, daß der Muskel *nicht* atrophiert war – was aufgrund des Bewegungsmangels eigentlich zu erwarten gewesen wäre. Außerdem fand er einige schmerzhafte Knötchen an der Stelle, wo der Muskel am Brustkorb ansetzt. Wenn er auf diese drückte, schienen sie sich aufzulösen, und wenn er sie gut massierte, wurde der Muskel selbst stärker.

Diese aufschlußreiche Entdeckung führte zu weiteren Experimenten mit Muskeltests unter standardisierten Bedingungen. Goodheart fand heraus, daß immer dann, wenn ein Muskel schwach wurde, der korrespondierende Muskel auf der gegenüberliegenden Körperseite zur Verspannung tendierte. Wurde die Schwäche allerdings korrigiert, so ließ die Straffheit beziehungsweise der Krampf nach. Hierbei handelte es sich um eine revolutionäre Beobachtung, zumal bis zu jenem Zeitpunkt angenommen wurde, daß die Verkrampfung zuerst auftrete und dann eine Schwäche auf der gegenüberliegenden Seite folge. Gemäß Goodhearts Ausführungen tritt – umgekehrt – zuerst die Muskelschwäche ein; diese wiederum könne aus einer Vielzahl von Ursachen resultieren, die bis dahin noch unbekannt gewesen waren.

Bei seinen weiteren Muskeltestexperimenten stellte Goodheart durch puren Zufall fest, daß die Schwäche einiger Muskeln auf Trägheit im lymphatischen System beruht, dem Fluß der Lymphe, die das Körpergewebe versorgt und reinigt. Eine Massage bestimmter Reflexpunkte auf dem Körper stimulierte das lymphatische System und stärkte die entsprechenden Muskeln.

Nach und nach prüfte Goodheart die Beziehungen der Muskeln zu anderen Körpersystemen. Zu schwache Durchblutung zum Beispiel bewirkte eine Schwäche oder eine mangelhafte Zirkulation der Gehirn-Rückenmark-Flüssigkeit oder falsche Ernährung oder Störungen in einem Akupunkturmeridian. (Siehe unten: Die Verbindung zur Akupunktur) Dieser Zusammenhang erklärte, warum chiropraktische Korrekturen nicht immer anhielten, so daß einige Patienten weiterer Behandlung bedurften. Eine angemessene Korrektur dieser Schwächen wie etwa Massage, sanfte Berührung oder die Verordnung von Vitaminen stellte eine dauerhafte Harmonie im Körper her. Hier handelte es sich in der Tat um eine schnelle und präzise Methode, um sowohl den Zustand zahlreicher Körpersysteme zu sondieren als auch jede während des Sondierens gefundene Störung aufzuheben.

George Goodheart begann die Techniken der Angewandten Kinesiologie an andere Chiropraktiker weiterzugeben, und diese übernahmen sie voller Begeisterung.

Die Verbindung zur Akupunktur

Die Aufdeckung des Phänomens der Verbindungen zwischen Muskeln, Organen und dem Akupunkturmeridiansystem zählt zu Goodhearts größten Entdeckungen.

Das Akupunktursystem wurde von den Chinesen zwischen 3000 und 25 v. Chr. entwickelt. Sie erkannten, daß eine Krankheit dann entsteht, wenn die Lebenskraft oder *Qi* nicht frei durch den Körper fließt. Sie zeichneten die Meridiane auf, jene Kanäle oder Bahnen, durch die diese Energie strömt. Entlang dieser Meridiane liegen bestimmte Punkte, die sogenannten Akupunkturpunkte. Der Fluß von *Qi* kann durch Anregung oder Beruhigung dieser Punkte balanciert werden. Jeder Meridian ist energetisch mit einem Organ, einer Drüse oder einem Teil des Körpers verbunden: Eine schlecht funktionierende Lunge würde zum Beispiel ein Ungleichgewicht im Energiefluß des Lungenmeridians hervorrufen, mit dem diese energetisch verknüpft ist.

Das Meridiansystem ist eng verbunden mit dem Nervensystem. Eine Störung des Nervensystems durch Krankheit oder Streß kann den Verlust von Körpersignalen bedeuten. Eine Korrektur des Meridiansystems unterstützt auch das Nervensystem und somit das Kommunikationsnetz des Körpers, wodurch der Körper zu besserem „Funktionieren" befähigt wird.

Anfang der siebziger Jahre, nach jahrelanger Entwicklung und Verfeinerung der *Applied Kinesiology*, gewahrte George Goodheart immer noch einige Lücken in seinem System. Er interessierte sich nun besonders für die medizinische Forschung von Dr. Felix Mann, der die Akupunktur in die britische Schulmedizin eingeführt hatte. Der Zusammenhang zwischen Meridianen, Organen und Drüsen war bereits erforscht. Goodhearts Neuerung bestand im Auffinden einer Verbindung zwischen Meridianen und bestimmten Muskeln. Seinen Untersuchungen zufolge verursacht etwa eine kranke Lunge nicht nur ein Ungleichgewicht im Lungenmeridian, sondern auch in dem dazugehörigen Muskel, dem Deltoideus. (So heißt der Muskel auf der Oberseite der Schulter, den wir benutzen, um den Arm zu heben.)

Dr. Goodhearts Entdeckung ergänzte das diagnostische Potential der *Applied Kinesiology* durch eine völlig neue Dimension, da ein schwacher Muskel nun auch ein Ungleichgewicht in dem entsprechenden Meridian und dem korrespondierenden Organ und/oder der jeweiligen Drüse anzeigen konnte. Dies führte zum Ausbau der Meridiantherapie, die heute die Grundlage der *Applied Kinesiology* und vieler Richtungen der AK bildet. Dr. Goodheart und seine Kollegen entwickelten eine Reihe von Muskeltests, die sich auf die Muskel-Meridian-Verbindung stützten. Damit erweiterten sie die Liste bereits bestehender Korrekturmöglichkeiten, weil ein schwacher Muskel nun auch über die Meridiane und Akupunkturpunkte gestärkt werden konnte. Statt mit den traditionellen Akupunkturnadeln konnte diese Stärkung nun durch bloßes Berühren erreicht werden. Dieses Verfahren ähnelt sehr dem Umgang mit elektrischen Stromkreisen, insofern als die Berührung oder Stimulierung bestimmter Akupunkturpunkte einen Muskel „ein- oder ausschaltet", stärkt oder schwächt.

Der Deltoideus wird – um das Beispiel mit dem Lungenmeridian fortzusetzen – bei einer Erkrankung oder einem Ungleichgewicht in der Lunge im kinesiologischen Muskeltest schwach testen. Stimulierung oder Balancierung der Meridianenergie durch Korrektur des Meridians selbst oder bestimmter Akupunkturpunkte wäre eine der möglichen Behandlungsmethoden zur Wiedergewinnung der Energie in der Lunge und zur Förderung der Gesundheit. Auch der Muskel wird dadurch wieder stark, und dies dient als eine Art Biofeedback, das die Balancierung der Lungenmeridianenergie anzeigt. Dieses Beispiel läßt sich auf alle Meridiane und die ihnen entsprechenden Organe, Drüsen und Muskeln übertragen.

Die Triade der Gesundheit

Kinesiologische Techniken können in Verbindung mit zahlreichen therapeutischen und anderen Methoden angewandt werden, von physischen über emotionale bis hin zu mentalen. Als in sich geschlossene Methode eingesetzt, ist AK wahrhaft ganzheitlich.

Heutzutage wird das Attribut „holistisch" für nahezu jede nicht orthodox-medizinische Therapie verwendet, oftmals unzutreffend. Einige naturheilkundlich orientierte Therapeuten behandeln lediglich die Symptome der Patienten oder konzentrieren sich nur auf *einen* Aspekt der Gesundheitspflege – etwa Struktur, Ernährung oder Emotionen – und vernachlässigen die anderen Punkte. Ein wahrhaft holistischer Praktiker – ob Schulmediziner oder Naturheilkundler – berücksichtigt nicht nur die körperlichen Symptome des Patienten, sondern auch seinen emotionalen, biochemischen und umweltbedingten Zustand – Faktoren, die alle zum Gesamtbild von Gesundheit oder Krankheit beitragen.

AK in ihrer vollständigen Gestalt darf sich eher holistisch nennen als viele andere Methoden. Die Anwender der AK betrachten die Gesundheit von drei verschiedenen Gesichtspunkten – dem biochemischen, dem strukturellen und dem mentalen –, die alle aufeinander einwirken und zusammen ein Ganzes darstellen: die sogenannte „Triade der Gesundheit". Bei einem gesunden Menschen müssen alle drei bestens funktionieren und harmonieren. Aufgrund ihrer Beziehungen untereinander ist die tiefere Ursache eines Problems oftmals nicht das, was als solche auf der Hand zu liegen scheint.

Eine naheliegende Behandlung bei Rückenschmerzen zum Beispiel scheint manipulative Therapie zu sein (oder Schmerzmittel). Ernährt sich der Kranke aber schlecht oder raucht er stark (was den Muskeltonus durch den Abbau von Vitamin C beeinflußt) und/ oder führt er ein unglückliches Leben, so reicht Manipulation allein für eine dauerhafte Heilung nicht aus. Entsprechend können Verdauungsprobleme vielleicht durch emotionalen Streß bedingt sein und nicht nur durch Mangelernährung, Angstattacken vielleicht durch strukturelles oder biochemisches Ungleichgewicht.

Der Muskeltest in Verbindung mit anderen kinesiologischen Techniken befähigt den Anwender herauszufinden, welches der drei Systeme sich nicht in Balance befindet. Kinesiologische Korrekturen können auf allen drei Gebieten angewandt werden. Die Wiederherstellung der Balance kann tatsächlich der Schlüssel für größte Veränderungen im Leben der Menschen sein.

Kopfschmerzen und Milchallergie

Bei einer öffentlichen Vorlesung und Präsentation über AK stellte sich eine Frau vor, die unter starken Kopfschmerzen litt. Sie war Juristin, ledig, Anfang Dreißig und berichtete, daß sie regelmäßig Kopfschmerzen habe und außerdem hyperaktiv sei.

Eine kinesiologische Sondierung zeigte, daß sie schwache Muskeln hatte, die in Bezug zum Magenmeridian standen. Da es sich um eine öffentliche Veranstaltung handelte, wurden nur einfache kinesiologische Techniken angewandt, um die Energie auf dem Magenmeridian der Frau zu balancieren.

Die Wirkung setzte unmittelbar ein. Die Frau erhob sich vom Massagetisch und rief, daß sie sich ganz anders fühle. Sie verspürte keine Kopfschmerzen mehr und war wesentlich ruhiger.

Sie entschloß sich zu einigen anschließenden Einzelsitzungen, nachdem ihr weiteres kinesiologisches Testen die chronische Schwäche ihrer Magenmuskeln offenbart hatte. Die Ursache lag in einer starken Milchallergie. Als sie die Milch aus ihrer Nahrung strich, verbesserten sich auch viele andere Aspekte ihres Lebens. Ihre Kopfschmerzen verschwanden, sie beruhigte sich, und ihre Familie beobachtete eine Veränderung in ihrem Verhalten.

Selbst dieser Erfolg reichte ihr nicht. Sie belegte Kurse in AK und entschied sich für eine Ausbildung zur Heilpraktikerin – ein Beruf, in den sie die AK gut integrieren konnte. Sie begann eine neue Beziehung, gab ihren juristischen Beruf auf und wanderte nach Kanada aus, um dort ihre Heilpraktikerausbildung zum Abschluß zu bringen.

Applied Kinesiology und *Touch For Health*

Bei der Entwicklung seiner Ideen und Forschungsvorhaben arbeitete George Goodheart mit einer Kerngruppe von Chiropraktikern zusammen. Einer seiner engsten Kollegen war der Chiropraktiker Dr. John Thie. Da er an den Anfängen der *Applied Kinesiology* beteiligt war, hatte John Thie eine Vision von dem erstaunlichen gesundheitsfördernden Nutzen der *Applied Kinesiology*, sofern sie jedermann zugänglich gemacht würde. 1973 veröffentliche er sein Buch *Touch For Health*. Es faßt die Techniken der *Applied Kinesiology* zusammen und präsentiert sie in einer Form, daß sie jeder verstehen und sicher anwenden kann, auch Menschen ohne medizinische Ausbildung oder manuelles Geschick.

Wenig später wurde die *Touch For Health Foundation* gegründet, mit George Goodheart, John Thie und Sheldon Deal als Treuhändern. Diese Stiftung schuf ein Programm für das *Touch For Health Instructor Training*, nach dem weltweit Lehrer *(instructors)* ausgebildet wurden. Daraufhin verbreitete sich *Touch For Health* (im folgenden abgekürzt: TFH) sehr schnell, weil Menschen aus allen sozialen Schichten überall in der Welt diese Techniken erlernten. Seit 1973 haben weit über zwei Millionen Menschen in mindestens 42 Ländern TFH kennengelernt.

John Thies Ziel war es, TFH jedem an vermehrter Selbsthilfe Interessierten zugänglich zu machen und auch die Familie und die Freunde des Betreffenden daran teilhaben zu lassen. TFH war nie als Therapie geplant. Dennoch belegten zunehmend Menschen aus medizinischen Berufen die Kurse und integrierten TFH nach und nach in ihre Arbeit.

George Goodheart, John Thie und Sheldon Deal waren ebenfalls die Gründungsmitglieder des 1976 gegründeten *International College of Applied Kinesiology* (ICAK). Obwohl George Goodheart TFH unterstützte und auch dessen Zielsetzung, dem Laien Selbsthilfetechniken zu vermitteln, wollte er dennoch dem professionellen Therapeuten eine spezielle Form der Ausbildung anbieten. Aufgrund dessen entwickelten sich die TFH-Foundation und das ICAK in unterschiedliche Richtungen. Das ICAK wurde das repräsentative Gremium für solche, die eine streng professionelle Organisation mit bindenden Richtlinien für eine Mitgliedschaft suchten. Die TFH-Foundation hingegen wollte wie bisher diejenigen vertreten, die TFH so weitläufig wie möglich ausbreiten möchten. Dr. John Thie und Dr. Sheldon Deal sind weiterhin Mitglieder in beiden Organisationen.

Sheldon Deal hatte, wie John Thie, die Vision, TFH und andere kinesiologische Techniken sowohl Angehörigen der Heilberufe anzubieten als auch anderen Interessenten, die es erlernen und bei anderen anwenden könnten. Während John Thie eine Synthese der frühen Entwicklungen der *Applied Kinesiology* schuf und sie TFH nannte, trug beziehungsweise trägt Sheldon Deal die späteren Entwicklungen der *Applied Kinesiology* zusammen – die er *Advanced Kinesiology* (Fortgeschrittene Kinesiologie) nennt –, wobei er auf manipulative Korrekturen, wie Chiropraktiker und Osteopathen sie ausführen, verzichtet.

Seit Beginn der achtziger Jahre unterrichtet S. Deal weltweit TFH-Lehrer in Fortgeschrittener Kinesiologie. Da viele dieser TFH-Instruktoren auch in den Heilberufen tätig sind, konnten Tausende aus solchen Berufen ihr Wissen und ihre Fähigkeiten in AK erweitern und den Nutzen daraus an die bei ihnen Hilfe suchenden Menschen weitergeben.

In den letzten Jahren hat sich die TFH-Foundation zu einer Forschungsorganisation entwickelt. Ihre Ausbildungsaufgabe übernahm das in Europa ansässige *International Kinesiology College*

(IKC), das früher Dr. Bruce Dewe leitete, Arzt und ebenfalls Mitglied des ICAK. Bruce Dewe erweiterte die TFH-Ausbildung durch selbst entwickelte Kurse auf mittlerem und höherem Niveau, die zum Abschluß als *Professional Kinesiology Practitioner* (PKP) führen. (Die frühere Bezeichnung lautete *Professional Health Provider* = PHP.) Auch hier handelt es sich um eine Synthese aus *Applied Kinesiology* und anderen Techniken, die allerdings von Sheldon Deals Methoden abweichen.

Andere Bereiche der AK wurden von jenen entwickelt, deren erste kinesiologische Ausbildung diejenige in TFH war. Die wichtigsten Richtungen werden in Kapitel 7 beschrieben.

Applied Kinesiology heute

Die orthodoxe Form der AK, die *Applied Kinesiology*, ist weiterhin fest verwurzelt in ihrem angestammten Grund und Boden. Ihre Richtlinien werden vom ICAK in den USA erlassen und überwacht. Wegen ihres chiropraktischen Hintergrundes haben die meisten vor ihrer Ausbildung in *Applied Kinesiology* bereits einen Beruf mit manipulativen Fähigkeiten erlernt, wie zum Beispiel viele Chiropraktiker in den USA und einige Chiropraktiker und Osteopathen in Großbritannien. Nur Kandidaten mit einer vierjährigen medizinischen Ausbildung und mit der Befugnis zur Diagnose können sich um Ausbildung und Mitgliedschaft beim ICAK bewerben.

Die ausschließlich im medizinischen Bereich angesiedelte *Applied Kinesiology* wird heute als ein Diagnose- und Behandlungssystem definiert, das herkömmliche (standardisierte) Muskeltestverfahren zur Einschätzung der Körperfunktionen einsetzt und das zahlreiche weitere bewährte therapeutische Techniken verwendet.

Bei der *Applied Kinesiology* handelt es sich um ein ganzheitliches System, das auf dem Konzept der Gesundheitstriade begründet ist. Störungen im Körper – ob physischer, mentaler oder biochemischer Natur – offenbaren sich durch eine Veränderung der neuromuskulären Integrität, und der entsprechende Muskel testet unter klinischen Bedingungen schwach. Die *Applied Kinesiology* benutzt sowohl den Zusammenhang von Muskeln, Meridianen, Organen und Drüsen als auch andere spezielle Untersuchungstechniken der AK als Teil ihrer Sondierung. Einige der letzteren sind in Kapitel 4 beschrieben.

Die Ergebnisse einer *Applied Kinesiology*-Begutachtung werden immer mit anderen diagnostisch üblichen Methoden kombiniert, wie zum Beispiel mit einer Anamnese, mit einer körperlichen Untersuchung sowie manchmal mit Labortests und Röntgenaufnahmen. George Goodheart tritt dafür ein, daß man zum „diagnostischen Giganten" werden müsse, „und dann wird Therapie ganz einfach: Sie wissen, wo, wann, wie und warum dies oder jenes zu tun ist."

Korrekturtechniken und Behandlungen in der *Applied Kinesiology* stammen in erster Linie aus der Chiropraktik, der Osteopathie, der Akupunktur und aus weiteren therapeutischen Disziplinen. Im Unterschied zu TFH und anderen Richtungen der AK umfassen sie auch Chiropraktik und osteopathische Manipulation sowie Massage des Weichteilgewebes bei Wirbelsäulenproblemen. Kapitel 5 geht ausführlicher auf die häufigsten Korrekturen ein. Der Muskeltest eignet sich auch, um wirkungsvolle Behandlungen auszuwählen und anschließend den Erfolg zu überprüfen. Ein Wechsel bei der Muskelreaktion von schwach nach stark bedeutet eine Steigerung der neuromuskulären Funktion.

Der erste Teil der Ausbildung in *Applied Kinesiology* dauert 120 Stunden und umfaßt den Stoff eines vom ICAK erlassenen Lehrplans. Alle *Applied Kinesiology*-Forschungsprojekte, die von ihren Lehrern vorgestellt werden, werden drei Jahre lang in der Praxis getestet, bevor sie als bewährtes *Applied Kinesiology*-Material anerkannt werden. Nur Absolventen des ICAK dürfen die Bezeichnung *Applied Kinesiology* in bezug auf ihre Arbeit benutzen. (Die im deutschsprachigen Raum unter der Bezeichnung „Angewandte Kinesiologie" [AK] verbreiteten und bekannt gewordenen Richtungen bedienen sich vieler Methoden der *Applied Kinesiology*, beschränken sich jedoch nicht auf den Ausbildungsplan des ICAK und verzichten auf viele der dort gelehrten rein medizinischen Techniken. Für genauere Auskünfte über die *Applied Kinesiology* können Sie sich direkt an das ICAK wenden; Adresse siehe Anhang.)

Touch For Health

TFH ist eine Synthese aus frühem Material der *Applied Kinesiology*, die Dr. John Thie besonders für Laien ohne medizinischen Hintergrund erstellte. Sein Ziel besteht darin, jedem die Möglichkeit zu geben, seine Gesundheit durch Energiebalance zu pflegen und zu fördern. Bei TFH handelt es sich nicht um eine Therapie, und es wird weder zur Diagnose noch zur Symptombehandlung eingesetzt.

TFH beinhaltet viele Grundkonzepte der *Applied Kinesiology,* vor allem den holistischen Ansatz der Gesundheitstriade. Es basiert auf der Energiebalance und benutzt dieselben Muskel-Meridian-Organ-Drüsen-Verbindungen wie die *Applied Kinesiology* sowie dieselben Muskeltesttechniken (wenn auch eine geringere Anzahl an Muskeltests). Auch die meisten Standardkorrekturen der *Applied Kinesiology* kommen zum Einsatz, mit Ausnahme der manipulativen Techniken (siehe Kapitel 5).

TFH ist das in aller Welt am weitesten verbreitete System der AK. Die Ausbildung steht jedem an Gesundheitspflege Interessierten offen und wird als Grundlage auch für diejenigen empfohlen, die Spezialgebiete der AK erlernen wollen. (Inhalte des TFH-Grundkurses siehe Anhang, S. 181)

Das folgende Fallbeispiel soll ihnen einen Eindruck von der ursprünglichen Absicht vermitteln, die hinter TFH steht. Es ist gut zu wissen, daß es bei einer solchen Flut von Ärzten und Gesundheitstherapeuten heutzutage noch einige Menschen gibt, die TFH ohne professionelle Interessen und die dazugehörigen Honorare liebend gerne mit anderen teilen.

Touch For Health in der Familie

Eine Frau Anfang Fünfzig beobachtete im Rahmen einer Ausstellung eine TFH-Präsentation und erhielt selbst eine kurze Demonstration, die ihr sehr gut gefiel. Als sie einige Tage später in einem esoterischen Buchladen in ihrer Nähe herumstöberte, stieß sie auf John Thies Buch *Touch For Health*. Kurz danach besuchte sie einen Abendkurs in TFH, den ich leitete. Zu Hause übte sie sofort mit ihrer Familie.

Als Folge ihrer Begeisterung meldete sich erst ihre Schwester zum Seminar an, mit der sie sehr gerne zusammen testete, dann ein Sohn, während der andere zu Einzelsitzungen kam. Jeder in der Familie wurde regelmäßig balanciert, auch der Ehemann und sogar der Hund! Gesundheitszustand und Wohlbefinden aller verbesserten sich. Es bereitete ihnen große Freude, diese Erfahrung miteinander zu teilen, und so ist es noch heute.

Kapitel 2

Wie Angewandte Kinesiologie helfen kann

Eine Krankheit tritt nicht plötzlich auf, obwohl manchmal der Eindruck entstehen könnte. Sie resultiert vielmehr für gewöhnlich aus einem Übermaß an physischem oder emotionalem Streß, das Ungleichgewichte im Körper-Geist-System hervorruft und schließlich zu körperlichen Symptomen führt. Regelmäßige Vorsorge mit AK oder TFH kann dieses Überhandnehmen des Stresses verhindern.

Es ist nicht übertrieben, wenn man behauptet, daß tatsächlich jeder von der AK profitiert, der noch ungeborene wie der alte Mensch, der gesunde wie der gebrechliche oder verletzte, ja sogar Tiere.

Unabhängig von den Symptomen balanciert die AK den Körper und bringt ihn durch Auflösung des negativen, physischen, chemischen und emotionalen Stresses in den optimalen Zustand, um sich selbst zu heilen. Die größte Nachfrage besteht nach dem Ausbalancieren alltäglicher Beschwerden, für die sich bisher keine dauerhafte Abhilfe finden ließ.

Die AK berücksichtigt die Beziehung der verschiedenen Körpersysteme untereinander, da sie von einer ganzheitlichen Basis ausgeht. Ihre Untersuchungstechniken eignen sich gut, um die Ursachen der Probleme zu ermitteln, und können sehr nützlich sein bei der genauen Ortung der Quellen des allgemeinen Unwohlseins und der Erschöpfung, die ja heutzutage so vorherrschend sind und die keine augenfällige, medizinisch erfaßbare Ursache haben. AK beseitigt das Element des Ratens aus der Behandlung, indem sie dem Körper ermöglicht, die genaue Problemstelle zu offenbaren und anzugeben, was zur Heilung benötigt wird, so daß Probleme, oft für immer, am Ursprung korrigiert werden. AK ist auch ideal für vorbeugende Gesundheitspflege, und in ihrer Version für Laien, TFH, kann jedermann sie in seiner Familie und bei seinen Freunden zu diesem Zweck benutzen.

Mit AK kann sowohl der Zustand des Gesunden verbessert als auch dem Kranken geholfen werden, sein Leiden zu meistern, indem das gesamte Körper-Geist-System zu einer harmonischeren Funktionsweise aktiviert wird. Schwerkranke finden bei denjenigen Anwendern der Kinesiologie Hilfe, die sich auf ernsthafte Erkrankungen spezialisiert haben. Sie können verfeinerte kinesiologische Techniken mit anderen diagnostischen und therapeutischen Techniken verknüpfen, die den Gesundheitszustand ihrer Patienten stabilisieren und sie der Gesundung näherbringen.

AK kann sogar bei Menschen eingesetzt werden, die sich nicht testen lassen, wie zum Beispiel Säuglinge, kleine Kinder und alte Leute. In einem solchen Fall bedient man sich des Surrogattests, bei dem der Muskeltest an einer anderen Person, die als Surrogat (Ersatz, Stellvertreter) fungiert, durchgeführt wird. Auf diese Weise steht Hilfe selbst Verletzten und Bewußtlosen zur Verfügung. Auch bei Tieren hat sich diese Art des Testens bewährt. (Eine genauere Beschreibung des Surrogattests finden Sie in Kapitel 4, Seite 60.)

Einige Kranke sind vielleicht auf die Hilfe eines Heilpraktikers angewiesen, der die AK neben zahlreichen anderen Spezialgebieten anwendet. Manchmal erfordern verschiedene Phasen des Heilungsprozesses bestimmte Behandlungsrichtungen. Die Aufarbeitung von emotionalen Themen könnte etwa auf die Beschäftigung mit Strukturfaktoren folgen oder umgekehrt. Nach einer ersten Sondierung oder nach einer bestimmten Dauer der Zusammenarbeit überweist der Kinesiologieanwender den Hilfesuchenden vielleicht an einen anderen kinesiologisch arbeitenden Heilpraktiker oder Arzt.

Was kann Angewandte Kinesiologie bewirken?

AK konzentriert sich nicht auf bestimmte Symptome, sondern testet und korrigiert Ungleichgewichte im ganzen Körper-Geist-System. Deshalb ist die Liste der Gesundheitsprobleme, die sie beseitigen oder lindern kann, beinahe endlos. Kinesiologische Korrekturen regen Körper und Geist zur Selbstheilung an, gleich welche Symptome sich zeigen. Ja, oft verschwinden Symptome sogar ohne direkten Eingriff. Die folgenden Fallbeispiele zeigen, wie AK jungen und alten Menschen helfen kann.

Das Kind mit den schlechten Augen

Jimmy, sechs Jahre alt, war auf dem linken Auge stark kurzsichtig, und zwar infolge eines trägen Augenmuskels, der nicht mehr arbeitete. Als er mich aufsuchte, war er bereits an die Augenklinik überwiesen worden, wo man ein ernstes, dauerhaftes Problem befürchtete.

Während der Sondierung bat ich ihn, von der üblichen Sehtesttafel zu lesen, mit und ohne Brille, zuerst mit beiden Augen gleichzeitig, dann nur mit dem rechten beziehungsweise nur mit dem linken Auge. Ich notierte das Gelesene. Die kinesiologischen Tests zeigten ein Ungleichgewicht bei den Muskeln, die mit den Augen in Verbindung stehen, und eine schlechte Augenkoordination.

Ich korrigierte kinesiologisch – Massage bestimmter Akupressurpunkte und Reflexbereiche – und ließ ihn eine einfache Augenübung durchführen. Am Ende der ersten dreißigminütigen Sitzung, als ich die dieselben Tests an der Sehtesttafel wiederholte, hatte sich sein Sehvermögen derart verbessert, daß er ohne Brille genausogut lesen konnte wie mit Brille. Er brauchte die verschriebene Stärke der Gläser nicht mehr.

Ich empfahl Jimmys Mutter, mit den entprechenden Übungen fortzufahren und sich mit ihrem Sohn zu einer neuen Untersuchung in der Klinik vorzustellen. Sie befolgte meinen Rat und erzählte mir, daß sich die Ärzte im Krankenhaus solch eine enorme Steigerung nicht erklären konnten.

Jimmy muß seine Brille weiterhin tragen, da er leicht schielt. Dies ist allerdings ein anderes Problem. Auch über ein Jahr später war die Verbesserung seines Sehvermögens erhalten geblieben. Es liegt nach Aussagen der Klinik bei 100 Prozent.

Eine alte Dame mit Knieschmerzen

Frau E., 75 Jahre alt, kam zu mir wegen starker Schmerzen im linken Knie, an denen sie seit etwa einem Jahr litt. Ein Orthopäde hatte mehrfachen Bänderanriß diagnostiziert. Sie erhielt physiotherapeutische und osteopathische Behandlungen sowie Schmerztabletten, allerdings mit nur wenig Erfolg.

Während des Sondierens entdeckte ich einen kleinen, schwachen Muskel hinter ihrem Knie, der die umliegenden Muskeln negativ beeinflußte. Nach Stärkung dieses einen Muskels mit den üblichen Korrekturen der AK verschwand der Schmerz sofort und für immer.

Wenn auch diese spezifischen Knieschmerzen nie mehr auftraten, leidet Frau E. gelegentlich noch an krampfartiger Steifheit in ihren Knien, und sie sucht mich regelmäßig auf zwecks vorbeugender Pflege des erreichten Gesundheitszustandes.

Nicht alle kinesiologischen Behandlungen wirken so schnell, aber derartige Resultate bilden sicherlich keine Ausnahme. Die Liste der Symptome auf Seite 33 soll Ihnen eine ungefähre Vorstellung von der Reichweite der AK vermitteln. Wie Sie dort sehen, kann die AK bei vielen gängigen Beschwerden helfen, wo die Schulmedizin zwar lindert, aber nicht unbedingt heilt. Jeder der hier aufgeführten Zustände konnte mit der AK erfolgreich behandelt werden, unter Berücksichtigung aller Aspekte und Lebensumstände des jeweiligen Menschen und durch Korrektur der ermittelten Ungleichgewichte statt durch direkte Behandlung der Symptome.

Immer mehr Menschen leiden heutzutage beispielsweise am chronischen Erschöpfungssyndrom (auch bekannt unter dem Namen M. E. = Myalgische Encephalomyelitis, wahrlich eine Fehlbezeichnung). Obwohl die Ärzte diese Krankheit in der Regel richtig diagnostizieren, bleibt ihre Ursache ein Rätsel, und nur wenige Hausärzte vermögen mehr Hilfe anzubieten als viel Ruhe. Indem der Kinesiologieanwender *alle* Gesichtspunkte und Umstände aufspürt, die für die Beurteilung des Zustandes des Betroffenen relevant sind, kann er die angemessenste Ernährungsweise empfehlen sowie wirkungsvolle Möglichkeiten anbieten, mit Streß und anderen belastenden Momenten in der Lebensweise dieses Menschen umzugehen. Viel wichtiger noch scheint die Tatsache, daß eine Korrektur der Ungleichgewichte im feinstofflichen Energiesystem

- Allergien
- Angst
- Asthma
- Augenprobleme
- Bettnässen bei Kindern
- Blähungen
- Blasenprobleme
- Candida albicans
- Chronisches Erschöpfungs-
  syndrom (M. E.)
- Darmprobleme
- Depressionen
- Durchfall
- Ekzeme
- Emotionale Tiefs
- Erschöpfung
- Eßstörungen
- Fruchtbarkeitsstörungen
- Furcht
- Gelenkschmerzen
- Gewichtsprobleme (Über-
  und Untergewicht)
- Haltungsprobleme
- Hämorrhoiden
- Hautprobleme
- Hiatushernie
- Hüftschmerzen
- Hyperaktivität
- Ileocoecalklappensyndrom
- Irritables Colon
- Ischiasprobleme
- Kieferspannung
- Konzentrationsprobleme
- Koordinationsprobleme
- Kopfschmerzen
- Lampenfieber
- Lernschwierigkeiten
- Lese-Rechtschreib-Schwäche
- Menstruationsbeschwerden
- Migräne

- Müdigkeit
- Muskelschmerzen
- Muskelzerrung
- Nackenschmerzen und
  steifer Hals
- Nahrungsmittelunverträg-
  lichkeit
- Nervenprobleme
- Neuralgien
- Niedrige Selbstachtung
- Ohrensausen
- Ohrprobleme
- Phobien
- Postoperative Schmerzen
- Probleme im Kiefergelenk
- Rückenschmerzen
- Schlaflosigkeit
- Sinusitis
- Sportverletzungen
- Steife Schulter
- Stimmungsschwankungen
- Streß
- Süchte
- Tennisellenbogen
- Übelkeit
- Unentschlossenheit
- Unruhe
- Unfalltrauma
- Verdauungsprobleme
- Verletzungen, die keiner
  Operation bedürfen
- Verstopfung

die dezimierten Energieniveaus des Betroffenen erhöht und ihn somit von der Verzweiflung befreit, die durch Energiemangel verursacht wird. (Siehe Kapitel 8)

Ist Angewandte Kinesiologie sicher?

Von gründlich geschulten Anwendern praktiziert, kann AK niemandem schaden. Die zur Korrektur benutzten Techniken sind einfach und sanft. Sie wirken dadurch, daß sie das Energieniveau erhöhen, wobei sie den Angaben des Körpers selbst (hinsichtlich dessen, was die Energie steigert und was nicht) folgen.

Jede Methode steht und fällt mit der Person, die sie anwendet. Wer nach der Teilnahme an einem einzigen Wochenendkurs über Muskeltesten glaubt, mit Hilfe der AK Diagnosen stellen zu können, kommt leicht in Gefahr, einerseits ernste und tiefliegende Probleme zu übersehen oder andererseits Testergebnisse überzuinterpretieren und daraus unangemessen einschneidende Empfehlungen an den Betroffenen abzuleiten.

Das Muskeltesten wird ausführlich in Kapitel 4 beschrieben. Es entspricht einer Kunst, deren zuverlässige und fachgerechte Ausübung eine gute Ausbildung erfordert. Jeder kann natürlich zu Ihnen sagen: „Heben Sie Ihren Arm!" und ihn dann nach unten drücken. Nur handelt es sich hierbei nicht um einen kinesiologischen Muskeltest. Bedauerlicherweise verfahren viele Therapeuten so und behaupten, AK oder sogar *Applied Kinesiology* anzuwenden. Kennt einer aber die vielen Faktoren nicht, die einen Muskeltest beeinflussen können, wird er zu falschen Ergebnissen kommen.

Es muß an dieser Stelle ausdrücklich betont werden, daß kinesiologisch gut ausgebildete Anwender weder beabsichtigen noch proklamieren, eine medizinische Diagnose zu stellen – es sei denn, sie besitzen die entsprechende medizinische Ausbildung. Die meisten Leute, die einen Kinesiologieanwender zum ersten Mal aufsuchen, haben bereits eine klinische Diagnose. Ist dies nicht der Fall, werden sie gebeten, diese einzuholen.

Angewandte Kinesiologie als Vorbeugung

Die ideale Anwendung für die AK liegt in der Prophylaxe, das heißt darin, die physischen, emotionalen und energetischen Systeme in Balance zu halten, so daß Probleme seltener entstehen. Auf diese Weise eingesetzt und mit Selbsthilfetechniken (Kapitel 8) kombiniert, kann sie dazu beitragen, eine optimale Gesundheit zu erreichen und zu behalten.

AK kann darüber hinaus Ungleichgewichte feststellen, *bevor* sie sich zu körperlichen Symptomen und Krankheiten entwickelt haben. Dies gilt vor allem dann, wenn die Muskel-Meridian-Verbindungen und die Meridiantherapie zur Beurteilung und Behandlung benutzt werden.

Heute anerkennt man die Bedeutung des menschlichen Energiesystems (einschließlich der Meridiane innerhalb und des Energiefeldes außerhalb des Körpers) in verschiedenen Bereichen der Medizin, die immer häufiger unter den Begriffen „energetische Medizin" oder „Schwingungsmedizin" zusammengefaßt werden. Energetische Medizin umfaßt Homöopathie, Geistheilung, die Bachblüten und natürlich Akupunktur. Nach Dr. Richard Gerber ist „das Akupunktur-Meridian-System ... eine Schnittstelle für energetischen Austausch zwischen unserem physischen Körper und den uns umgebenden Energiefeldern." (Vgl. Literaturverzeichnis; hier: S. 189) Unter Experten der energetischen Medizin ist es längst akzeptiert, daß sich gesundheitliche Probleme zuerst im feinstofflichen Körper beziehungsweise in den feinstofflichen Energiefeldern zeigen, bevor sie sich im physischen Körper manifestieren. Der feinstoffliche Energiekörper, von manchen Heilern als Aura bezeichnet, besteht aus einer Reihe von Energiefeldern, die den physischen Körper umgeben. Obwohl für die meisten unsichtbar, können diese Felder gesehen und gefühlt werden von sensiblen Menschen wie etwa Heilern, die oftmals auch in der Lage sind, ein gesundheitliches Problem vorherzusehen, bevor der Betreffende sich dessen bewußt ist. AK ist ein Weg, Anwender dazu zu befähigen, potentielle Probleme im feinstofflichen Energiefeld wahrzunehmen. Indem er durch Muskeltesten den Zustand der Meridiane offenlegt, kann der Anwender feinstoffliche Energieungleichgewichte aufspüren, die sich bereits auf den physischen Körper auswirken beziehungsweise ihn noch beeinflussen werden und sich mit der Zeit als Symptome und Krankheit niederschlagen könnten.

Ein ziemlich typischer Fall ist ein Hilfesuchender, der bei der kinesiologischen Konsultation über Müdigkeit klagt, über Stimmungsschwankungen, Desorientierung und andere reichlich vage Symptome. Beim Testen wird ein schwacher Latissimus dorsi (ein großer Muskel am Rücken) gefunden. Dieser Muskel hängt mit dem Milz-Pankreas-Meridian zusammen, der das Pankreas anregt, eine Drüse, die Insulin produziert und den Blutzuckerspiegel kontrolliert. Die anschließende Befragung ergibt, daß der Betreffende ein heftiges Verlangen nach Zucker hat.

Durch entsprechende Korrekturen wird der schwache Muskel wieder gestärkt, was durch einen weiteren Muskeltest bestätigt wird. Dieser Vorgang deutet darauf hin, daß dem Milz-Pankreas-Meridian und dem Pankreas, der mit ihm verbundenen Drüse, Energie zugeführt wurde. Um diesen Zustand aufrechtzuerhalten, wird dem Betroffenen empfohlen, den Zuckerkonsum herabzusetzen und sich statt dessen vitamin-A-reich zu ernähren.

Wäre die Störung in der Bauchspeicheldrüse ernster Natur gewesen, unbemerkt und über längere Zeit nicht behandelt, hätte der Betroffene Diabetes entwickeln können.

Auch TFH eignet sich natürlich bestens zur Prophylaxe und kann leicht von jedermann erlernt werden, der zur Gesunderhaltung seiner Familie beitragen möchte.

Kapitel 3

Besuch bei einem Kinesiologieanwender

Wenn Sie sich für eine kinesiologisch orientierte Behandlung entschieden haben, sollten Sie folgende Punkte in Betracht ziehen: Wer steht zur Verfügung? Welche Richtung, welches Spezialgebiet der AK praktiziert er/sie, und mit welchen anderen Therapien oder Fertigkeiten kombiniert?

Wenn AK auch in den USA sehr umfassend ausgeübt wird, so trifft dies noch nicht für jedes Land zu. Möglicherweise gibt es in Ihrer Nähe gar keine Anwender der Kinesiologie. Aber dies ist ein stark expandierendes Arbeitsfeld, und immer mehr Menschen bilden sich ständig in AK aus.

Während TFH und *Applied Kinesiology* das Fundament der gesamten AK bilden, haben sich manche Richtungen entwickelt, die sich auf unterschiedliche Bereiche der Gesundheitspflege konzentrieren – jede mit ihren spezialisierten Methoden des Sondierens und Korrigierens. Die wichtigsten Richtungen werden in Kapitel 7 beschrieben. Ihre Vielfalt zeigt die Fülle an Möglichkeiten, die durch die AK angeboten werden.

So sehr jede Richtung einerseits ihren eigenen Ansatz anbietet, so selbstverständlich verbinden die meisten Kinesiologieanwender andererseits AK mit einigen anderen Methoden wie zum Beispiel Beratung, Ernährungsberatung, Osteopathie, Chiropraktik und weiteren Formen der Körperarbeit. Wenngleich die AK also die Hauptgrundlage ihrer Arbeit darstellt, verfolgen die einzelnen Anwender verschiedene Ansätze, die sich sowohl auf den von ihnen praktizierten Bereich der AK stützen als auch auf andere von ihnen beherrschte Fähigkeiten.

Im Anhang dieses Buches finden Sie einige Kontaktadressen. Dort können Sie gegebenenfalls Anwender in Ihrer Nähe erfragen. Die Frage der Auswahlkriterien kann Sie allerdings zunächst ratlos machen. Wie können Sie den/die für Sie richtige(n) herausfinden?

Die Auswahl

Im Idealfall wählen Sie sich einen Anwender, der mit seinen Fähigkeiten genau Ihre Bedürfnisse abdeckt. Sollten Sie etwa an einem Rückenproblem laborieren, fiele Ihre erste Wahl wahrscheinlich auf einen Osteopathen oder Chiropraktiker mit AK-Kenntnissen. Sie könnten auch einen Kinesiologieanwender ohne chiropraktische Ausbildung aufsuchen. Handelt es sich bei Ihnen um ein muskuläres Problem, was meistens zutrifft, kann es auch ohne Chiropraktik beseitigt werden. Wird bei Ihnen jedoch ein Zustand diagnostiziert, der manueller Therapie bedarf, werden Sie zu einem Orthopäden, Chiropraktiker oder Osteopathen geschickt.

Falls Sie jedoch an emotionalem Streß leiden, wäre für Sie ein Anwender empfehlenswert, der sich auf emotionale Themen spezialisiert hat. Bezieht sich Ihr Problem auf Ernährung oder Allergien, sollten Sie eher einen Ernährungsberater aufsuchen, der mit kinesiologischen Techniken für Sie den richtigen Ernährungsplan aufstellt.

Da es so viele Möglichkeiten gibt, AK anzuwenden, ist es wichtig, jemanden zu finden, der nicht nur über die Fähigkeiten verfügt, die Sie benötigen, sondern der auch so arbeitet, daß Sie sich dabei wohlfühlen. Natürlich wird in der Praxis Ihre Auswahl sehr eng begrenzt sein durch die Frage, wer am Ort für Sie gut erreichbar ist. Gleich welche Spezialgebiete dort praktiziert werden: Die meisten Praktizierenden werden eine Grundausbildung in TFH absolviert haben. Wen auch immer Sie aufsuchen, Sie sollten ausdrücklich betonen, daß Sie die erste Sitzung als Beratung wünschen, ohne sich zu diesem Zeitpunkt zu weiteren Sitzungen zu verpflichten.

Damit Sie *Ihren* Weg durch das möglicherweise verwirrende „Labyrinth" der AK finden, geben wir Ihnen im Anhang (auf Seite 172) eine Zusammenfassung der Schwerpunkte eines jeden Systems beziehungsweise jeder Richtung.

Das Honorar

Professionelle Kinesiologieanwender müssen natürlich ihre Leistungen auch berechnen. Das Honorar wird durch eine Anzahl von Faktoren bestimmt: Ausbildung, Erfahrung, Dauer der Sitzung und Ort (die allgemeinen Unkosten zum Beispiel liegen in Großstädten gewöhnlich höher als anderswo).

Der von den meisten Anwendern vertretene ganzheitliche Ansatz kann mehr Zeit in Anspruch nehmen, und Sitzungen mit AK dauern in der Regel länger als solche ohne AK. Auf der anderen Seite führt die AK gewöhnlich schnell zur Ursache des Problems, selbst dann, wenn andere Systeme versagt haben, und ihre Korrekturtechniken sind schnell und effektiv. Obwohl die einzelnen Sitzungen länger und deshalb kostspieliger sein können als solche bei anderen Verfahren, werden meistens weniger Besuche benötigt und länger anhaltende Resultate erzielt.

Die erste Sitzung

Die in diesem Kapitel beschriebene Sitzung geht von der üblichen Arbeit eines Anwenders aus, der das ganzheitliche Modell von *Applied Kinesiology* beziehungsweise TFH einsetzt. Die Länge der Sitzungen variiert beträchtlich. Ein Osteopath oder Chiropraktiker kalkuliert wahrscheinlich für die erste Sitzung 30 Minuten ein und 15 Minuten für die nachfolgenden. Fast alle anderen Anwender halten einstündige oder längere Sitzungen ab.

Im Mittelpunkt des ersten Besuchs steht das Sammeln von Informationen. Unabhängig von Ihren besonderen Problemen wird sich der Anwender ein Bild verschaffen von Ihrem Balancezustand in bezug auf Struktur, Ernährung und Emotionen sowie von den Energiefaktoren.

Ihre Vorgeschichte

Die Sitzung wird vermutlich mit der Vorgeschichte beginnen: Man fragt Sie nach Ihren momentanen Symptomen, nach einer eventuellen medizinischen Diagnose und Behandlung, nach früheren Krankheiten, Operationen und medizinischen Behandlungen. Man wird sich nach Ihrem Lebensstil erkundigen, auch nach Sport und Entspannung, Streß, Ernährung, Beziehungen sowie nach Ihrem privaten und beruflichen Leben.

Röntgenaufnahmen

Chiropraktiker, Orthopäden und Osteopathen verlangen manchmal Röntgenaufnahmen (einige röntgen selbst). Ist dies der Fall, lohnt es sich, jegliche existierenden Röntgenaufnahmen zu beschaffen, bevor neu geröntgt werden muß.

Medizinische Diagnose

Der Anwender wird Sie fragen, ob Sie Ihren Hausarzt aufgesucht haben, und Ihnen eventuell einen Besuch empfehlen. Die kinesiologische Sondierung liefert vor allem eine *energetische* Einschätzung der verschiedenen Körperbereiche und Körperfunktionen. Falls eine medizinische Diagnose vorliegt, die eine Behandlung erfordert, können Sie mit Ihrem kinesiologischen Behandler über die geeignetste reden: Schulmedizin, AK oder eine Kombination aus beiden. Es lohnt sich immer, vor einer möglichen Operation alles abzuwägen, weil Sie weder operativ entfernte Teile wieder ersetzen noch Narbengewebe im nachhinein entfernen können.

Es kann vorkommen, daß beim Sondieren der Verdacht auf ein gesundheitliches Problem aufgeworfen wird, das einer genaueren medizinischen Untersuchung bedarf. In einem solchen Fall würde Ihnen ein Besuch bei Ihrem Hausarzt nahegelegt. Hierbei handelt es sich oftmals nur um Vorsichtsmaßnahmen, die aber dennoch beachtet werden sollten, wie die folgende Geschichte zeigt.

Starke Nebenhöhlenbeschwerden

Ein Mann suchte mich auf, der seit Jahren unter starken Nebenhöhlenbeschwerden litt. Seinen Arzt hatte er ein Jahr zuvor zum letzten Mal konsultiert, sich dann aber entschieden, „auf natürliche Weise" geheilt werden zu wollen. Er hatte bereits mehrere Naturheilverfahren ausprobiert.

Während des Sondierens stellte ich fest, daß er möglicherweise an einem ernsteren Problem litt, als er dachte. Ich empfahl ihm, sich an seinen Hausarzt zu wenden und sich von ihm an einen

Hals-Nasen-Ohren-Arzt überweisen zu lassen, bevor wir kinesiologisch weiterarbeiteten.

Er befolgte meinen Rat und wurde eine Woche später mit Verdacht auf Krebs operiert. Zum Glück kam er noch rechtzeitig; die Geschwulst war präkanzerös. Solch dramatische Fälle sind glücklicherweise nur sehr selten.

Das kinesiologische Sondieren

Auf die Vorgeschichte folgt die Sondierung. Der Anwender wird jedes besondere Symptom berücksichtigen, aber weil AK von einem holistischen Modell ausgeht, wird die Sondierung *alle* Aspekte abdecken, die strukturellen, chemischen, emotionalen und auch die elektromagnetischen. Die Beachtung all dieser Bereiche enthüllt oft die zugrundeliegenden oder versteckten Ursachen der Symptome.

Muskeltesten

Gemäß den üblichen Sondierungsmethoden von *Applied Kinesiology* und TFH wird der Anwender auf beiden Seiten Ihres Körpers eine Reihe von Muskeltests durchführen, um die Energiebalance der Muskeln, der Meridiane und der dazugehörigen Organe und Drüsen einzuschätzen. Einer dieser Tests ist der Indikatormuskeltest, der noch zahlreiche andere Faktoren ermittelt. Auf diese Techniken gehen wir ausführlicher im nächsten Kapitel ein.

Üblicherweise brauchen Sie sich nicht zu entkleiden, es sei denn, es werden zusätzliche manuelle Therapien wie etwa Osteopathie oder Chiropraktik angewandt. Kleidung behindert das Testen nicht. Sie werden vielleicht bei einer späteren Sitzung gebeten, sich teilweise zu entkleiden, so daß Ihre Haltung leichter auf ein Muskelungleichgewicht untersucht werden kann.

Bei den meisten Muskeltests werden Sie auf einer Massageliege liegen, so daß Ihre Beinmuskeln leichter getestet werden können. Einige Tests erfordern Bewegungen, für die Sie dann zum Aufstehen aufgefordert werden. Während Sie bequem liegen, bringt der Anwender Ihren Arm in eine bestimmte Position. Er bittet Sie, ihn so zu „halten", und übt dann für wenige Sekunden in einer bestimmten Richtung leichten Druck auf Ihren Arm aus. Auf diese Weise findet er heraus, ob der getestete Muskel augenblicklich sperren kann.

Der Anwender fährt dann fort mit einer Reihe verschiedener Muskeltests auf beiden Seiten des Körpers. Jedesmal plaziert er Ihren Arm oder Ihr Bein in einer bestimmten Position (die in keinem Fall unangenehm ist) und drückt für einige Sekunden sanft darauf.

Sie werden bemerken, daß einige Muskeln ohne Anstrengung Ihrerseits halten und andere beim Testen nachgeben. Diese Tatsache wird Sie vielleicht überraschen, zumal wir uns dieser kleinen Muskelschwächen in der Regel gar nicht bewußt sind. Viele Rechtshänder zum Beispiel halten ihren rechten Arm für den stärkeren und wundern sich, wenn sich herausstellt, daß dies nicht stimmt. Der Sinn dieses Verfahrens liegt allerdings *nicht* darin, Ihre *Kraft* zu testen, sondern die Qualität Ihrer Muskelreaktion und die sofort verfügbare Energie zu beurteilen.

Korrekturen

Obwohl das Sammeln von Informationen weit mehr als die Hälfte der ersten Sitzung in Anspruch nimmt, werden Sie einige Korrekturen bereits im Verlauf der Sondierungsphase erhalten. Diese sind meistens schmerzfrei und schnell. Details über einige von ihnen finden Sie in den Kapiteln 5 und 6. Man sollte unbedingt wissen, daß die Anwendung und die Korrekturen um so genauer und wirkungsvoller sein werden, je mehr Informationen der Anwender durch das Sondieren sammeln kann.

Zusammenfassung der Sondierung

Am Ende der ersten Sitzung kann Ihnen der Anwender die wichtigsten Bereiche mit Ungleichgewichten in Ihrem Körper nennen, wobei er vielleicht auf bestimmte Ungleichgewichte und auf mögliche Verbindungen zwischen Ihren Symptomen und seinen Befunden näher eingeht. Gegebenenfalls erfahren Sie Genaueres über die erhaltenen Korrekturen und werden gebeten, zunächst für drei oder vier Sitzungen in wöchentlichem Abstand wiederzukommen und danach, wenn die Symptome nachlassen, weniger häufig.

Wirkungen einer kinesiologischen Sitzung

Die meisten Menschen empfinden eine kinesiologische Sitzung als sehr entspannend, und manche fühlen sich nachher angenehm leicht und klar. Da Methoden dieser Art enorm in die Tiefe gehen, können sie größere Energieveränderungen hervorbringen, die sich in Müdigkeit, Schläfrigkeit oder anderen leichten Symptomen niederschlagen. Sie sollten als gutes Zeichen aufgefaßt werden und keinerlei Sorgen verursachen, da sie darauf hinweisen, daß sich Ihr Körper in einem Heilungsprozeß befindet. Sie unterstützen seine Wirkung, indem Sie sich im Anschluß an die Sitzung ausruhen oder schlafen. Es empfiehlt sich in der Tat, Ihren Termin mit dem Anwender so zu vereinbaren, daß er Ihnen nachher genügend Zeit zur Erholung läßt. Obwohl die Energieveränderungen unmittelbar zum Zeitpunkt der Sitzung beginnen, kann der Heilungsprozeß sich über Tage, Wochen und sogar Monate nach der Sitzung fortsetzen.

Dem Körper ist die Fähigkeit angeboren, sich selbst zu heilen, und er tut dies ganz natürlich. Wenn Sie sich zum Beispiel in den Finger schneiden, wird die Wunde mit der Zeit ganz von selbst verheilen. Durch Balancieren aller Aspekte des Menschen, der strukturellen, chemischen und mentalen, bringt die AK den Körper in einen für die Selbstheilung optimalen Zustand. Die dazu benötigte Zeit hängt natürlich vom einzelnen ab.

Die Folgesitzungen

Nach Ihrem ersten Besuch können Sie sich in der für Sie angemessenen Zeit entscheiden, ob Sie weitere Sitzungen wünschen.

Obwohl sich die Abläufe wiederholen, stimmen zwei Sitzungen nie exakt überein. Jedesmal, wenn *eine* Störung behoben ist, wird eine andere als Priorität angezeigt, das heißt als die nächste Korrektur, die der Körper benötigt. Dieses Verfahren dauert so lange, bis alle Ungleichgewichte beseitigt sind und der Körper schließlich ausbalanciert ist.

Der Anwender beginnt vielleicht mit der Korrektur einer strukturellen Priorität wie zum Beispiel einiger schwacher Muskeln. Im Anschluß daran steht möglicherweise ein emotionales Thema oder eine chemische Störung an oder auch eine weitere strukturelle. Manchmal widmet sich ein kinesiologisch arbeitender Therapeut für die gesamte oder für den größten Teil einer Sitzung dem Austesten von Allergien und Überempfindlichkeiten, weil dies viel Zeit erfordert. Indem er sich mit jedem Aspekt beschäftigt und eine Seite der Triade stärkt, unterstützt er damit auch Veränderungen in den anderen Bereichen.

Die Frau mit der Milchallergie (vgl. Fallbeschreibung in Kapitel 1) dient als Beispiel. Die erste Anwendung beseitigte ihre Kopfschmerzen, aber das Wiederauftreten der Muskelschwäche zeigte eine chemische Prioriät. Hierbei handelte es sich um eine Allergie, laut Muskeltest gegenüber Milch. Nach Klärung des chemischen Problems durch den Verzicht auf Milch tauchte ein emotionales Problem als Priorität auf.

Im Verlauf der Sitzungen treten immer weniger Ungleichgewichte auf, und üblicherweise klingen sie nach und nach ganz ab. In der Zwischenzeit werden Sie sich in fortschreitendem Maße besser fühlen.

Dauer der kinesiologischen Arbeit

Gewöhnlich ist es bei einem solch effektiven System wie der AK nicht notwendig, viele Sitzungen abzuwarten, um eine Verbesserung zu bemerken. In der Regel können Sie bis zur dritten Sitzung mit einer deutlichen Besserung rechnen. Einige Betroffene haben sogar auf die außergewöhnliche Geschwindigkeit hingewiesen, mit der Korrekturen wirken. Die Korrekturen wirken in der Tat sofort, obwohl Sie die Ergebnisse, die die Veränderung mit sich bringt, unter Umständen erst später wahrnehmen. Man wird oft gefragt: „Wie lange hält die Wirkung an?" Die Antwort lautet: So lange, bis irgendein Streßfaktor zurückkehrt und ein Ungleichgewicht verursacht. Die Aufgabe des Anwenders besteht darin, diese Streßfaktoren zu ermitteln und den Körper dazu umzuerziehen, einen neuen Balancezustand zu akzeptieren.

AK sollte allerdings nicht mit einem Zauberstab verwechselt werden. Es ist wichtig, zu unterscheiden zwischen kurzfristigen Problemen, die in nur wenigen Sitzungen bearbeitet werden können, und chronischen Problemen, die einen erheblich längeren Zeitraum beanspruchen. Heilung ist ein fortlaufender Prozeß, der Tage, Wochen oder sogar Monate zur Vollendung benötigt, wie das folgende Fallbeispiel zeigt.

Ein langfristiger Heilungsprozeß

Ein 48jähriger Mann suchte mich auf, weil er seit sechs Monaten an einem geschwollenen, schmerzhaften Augenlid litt. Ein Augenarzt hatte die Ursache des Problems nicht finden können; Cortisonsalbe hatte zwar Linderung, aber keine Heilung gebracht.

Als ich mich mit diesem Mann unterhielt, wurde mir klar, daß in seiner Vergangenheit – wenn er auch im Augenblick ohne emotionalen Streß lebte – Verlust und Kummer dominierten. Meine Sondierung ergab einen Zusammenhang zwischen dem Augenproblem und einem schwachen Nierenmeridian sowie eine allgemeine toxische Belastung (Belastung durch Giftstoffe). Des weiteren klagte der Mann über Verstopfung und ernährte sich mangelhaft. Er trank täglich bis zu sechs Tassen starken Kaffee und hatte erst kürzlich das Rauchen aufgegeben. Sein Organismus war träge und toxisch; er war gezeichnet von der über viele Jahre andauernden Stimulierung durch Nikotin und Koffein.

Bei diesem Fall handelte es sich nicht um eine schnelle, einmalige Heilung. Ich regte sein Lymph- und Meridiansystem an, beriet in bezug auf Ernährung und schlug ihm einige Übungen für jeden Tag vor. Darüber hinaus arbeitete ich mit ihm an emotionalen Themen. Er sah nun Möglichkeiten, seine Lebensweise zu verändern und sich damit neue Interessengebiete zu erschließen.

Ich behandelte diesen Mann ein halbes Jahr lang alle vier Wochen, während er in der Zwischenzeit meine Empfehlungen zur Selbsthilfe umsetzte. Auf diese Weise verbesserten sich sein Auge und sein Allgemeinzustand relativ schnell, und er freute sich mehr und mehr am Leben. Am Ende der Sitzungsserie bestand das Augenproblem nicht mehr. Der Mann fühlt sich nun viel besser und sieht in seinem Leben wieder einen Sinn. Von Zeit zu Zeit kommt er wieder zu Auffrischungssitzungen.

Selbsthilfe

Einer der vielen Vorzüge der AK liegt in Ihrer aktiven Teilnahme an der Sitzung. Sie erleben den Muskeltest mit und können für sich selbst erfahren, wie zum Beispiel Korrekturen schwache Muskeln stärken oder wie Ihr System auf Milch, Zucker oder Kaffee reagiert oder auf Ihre Überzeugungen und Einstellungen – ohne daß Sie sich auf die Ansichten eines Therapeuten verlassen müssen.

Die Mitarbeit kann auch zwischen den Sitzungen andauern. Der Anwender empfiehlt Ihnen vielleicht eine Ernährungsumstellung und testet bei der nächsten Sitzung, welchen Erfolg sie gebracht hat. Vielleicht schlägt man Ihnen auch Selbsthilfe vor in Form von Übungen, Selbstmassage der Reflexpunkte oder Anwendung der ESR-Technik. (Einige dieser Selbsthilfetechniken werden in Kapitel 6 beschrieben.)

„Instandhaltung"

Die Analogie zwischen der Gesunderhaltung von Körper und Geist und der Wartung eines Autos mag seltsam klingen, aber es gibt einige Ähnlichkeiten. Sie erwarten nicht, daß Ihr Wagen über Jahre ohne Inspektion und ohne größere Reparaturen läuft. Ihrem Körper ergeht es ebenso. Er kann von regelmäßigen Überprüfungen und, falls notwendig, kleineren Korrekturen nur profitieren, um angemessen zu arbeiten.

Viele, die AK erfahren haben, erkennen dies und lassen sich zur Aufrechterhaltung ihrer Gesundheit regelmäßig balancieren. Mehr noch: Sie brauchen nicht erst ein bestimmtes Symptom, um sich für eine Energiebalance oder Auffrischungssitzung zu „qualifizieren". Zahlreiche durchtrainierte, gesunde Menschen betrachten dies als Teil ihres Fitneßprogramms.

Gesunderhaltung mit TFH

Es bietet sich Ihnen vielleicht auch die Möglichkeit, eine kinesiologische Sitzung mit einem Freund abzuhalten, der TFH gelernt hat und es gerne in nichtprofessionellem Rahmen bei Ihnen anwenden würde. Bedeutend mehr Menschen auf der ganzen Welt haben AK über Freunde kennengelernt als über Berufstherapeuten. TFH stellt Ihnen ein breites Spektrum von sanften Energiebalancetechniken zur Verfügung. Viele Menschen ohne professionelles Engagement oder Erfahrungen bezüglich Gesundheitspflege wenden diese Techniken erfolgreich an. Wenn Sie gesund sind und nicht an einer bestimmten Krankheit laborieren, kann eine TFH-Balance, die Sie von einem Freund oder Verwandten erhalten, eine wunderbare Erfahrung sein. Wie John Thie sagt: „Alles, was Sie brauchen, ist ein Paar liebevoller Hände."

Kapitel 4

Kinesiologische Sondierung

AK bietet eine der effektivsten Sondierungsmethoden an, die heute der natürlichen Gesundheitspflege zur Verfügung stehen. Durch Muskeltesten gelangt der Anwender an Informationen über fast jeden Teil des Körpers und an die Antwort des Körpers auf jeden Reiz. Dieses Kapitel beschreibt die verschiedenen Faktoren, die sondiert werden können, und die Bandbreite der eingesetzten Techniken, von denen die meisten einzigartig und nur der AK zugehörig sind. Die folgenden Seiten dienen Ihnen auch zum besseren Verständnis der in den Fallbeispielen geschilderten Maßnahmen.

Arten des Sondierens

Wie in *Applied Kinesiology* sondiert wird

Die *Applied Kinesiology* sondiert die sechs wichtigsten Ungleichgewichte im Körper, die Muskelschwächen und damit verbundene Organfehlfunktionen verursachen können. *Eine* dieser Störungen ist biochemischer Natur und bezieht sich auf die Ernährung; die anderen sind strukturelle Probleme und werden auch die fünf Faktoren des Foramen intervertebralis (FIV) genannt. Beim FIV handelt es sich um den Zwischenraum oder das Loch in der Seite eines jeden Wirbels (die Knochen, die zusammen die Wirbelsäule ergeben), durch den (oder das) Nerven, Blutgefäße und Lymphbahnen aus dem Rückenmark herauskommen und sich dann im gesamten Körper verteilen. Liegt bei dem Betreffenden irgendeine Störung in den strukturellen, biochemischen oder emotionalen Aspekten vor, manifestiert sich diese als Muskelschwäche, und einer der fünf Faktoren wird dann anormal reagieren. Die fünf Faktoren sind:

1. Subluxation (verklemmte oder verschobene Wirbel)
2. Lymphstau
3. Durchblutungsschwäche
4. Duradrehung (eine Verdrehung der Dura mater, der Haut um das Rückenmark; diese Verdrehung beeinflußt das Fließen der Gehirn-Rückenmark-Flüssigkeit)
5. Akupunkturmeridianstörung

Applied Kinesiology testet mehr Muskeln und testet bestimmte Teile von Muskeln genauer, als TFH das tut.

Wie in TFH sondiert wird

Während in der *Applied Kinesiology* aufgrund ihres chiropraktischen Hintergrundes vor allem *strukturelle* Beurteilungsverfahren und Manipulation benutzt werden, betont das nichtmanipulative TFH-System eher die Energiebalance und andere Faktoren wie etwa Emotionen.

TFH sondiert bis zu 42 größere Muskeln im Körper. Wie bei einer *Applied Kinesiology*-Sondierung zeigt sich auch hier jede Störung auf struktureller, biochemischer oder emotionaler Ebene beim Betreffenden als Muskelschwäche. Da aber TFH keine manipulativen Verfahren umfaßt, berücksichtigt das Sondieren auch keine Subluxationen. Sie bemüht sich vielmehr um die Fragen, ob die Muskelschwäche auf einen Lymphstau zurückzuführen ist, auf eine Durchblutungsschwäche, eine Akupunkturmeridianstörung, ein falsches Muskelprogramm, Ernährungs- oder emotionale Probleme.

Sondieren ohne Muskeltesten

Als Teil der Erstsondierung bedient sich der Anwender, der Energiebalancen benutzt, unter Umständen einiger Methoden ohne Muskeltest, die aus dem „Gesetz der Fünf Elemente" stammen, einem System innerhalb der traditionellen chinesischen Medizin, das heutzutage zahlreiche Akupunkteure benutzen. Es setzt alles auf der Erde und im Körper zu einem der fünf Elemente in Verbindung – Feuer, Erde, Metall, Wasser und Holz –, die alle aufeinander einwirken. Nach dieser Philosophie resultiert die Gesundheit aus der Harmonie mit diesen fünf Elementen, die mit den Meridianen und den Hauptorganen des Körpers verbunden sind.

Der Anwender kann dieses System verwenden, um seine Ergebnisse (des Testens von Muskeln und Meridianen) im Kontext der fünf Elemente zu betrachten. Jedem Element ist eine besondere Emotion zugeordnet, eine Farbe, ein Klang, Geruch oder Geschmack (zum Beispiel süß, bitter etc.) und eine Jahreszeit. Für die Einschätzung sind einige Verbindungen etwa dann wertvoll, wenn der Anwender die Hautfarbe des Betreffenden betrachtet, seinen Tonfall, den Körpergeruch, Lieblingsspeisen und die bevorzugte Jahreszeit, die alle etwas ganz Bestimmtes in bezug auf Meridianbalance und Gesundheit ausdrücken. Diese Informationen, kombiniert mit den über Muskeltesten erworbenen, verschaffen dem Praktizierenden ein sehr ergiebiges und umfassendes Bild vom gegenwärtigen Zustand des Betreffenden.

Was sondiert werden kann

Wenn auch die Zahl der Faktoren, die untersucht werden können, nahezu endlos ist, beschreibt dieses Kapitel nur solche, die *üblicherweise* in der *Applied Kinesiology*, in TFH und einigen anderen Richtungen der AK beurteilt werden. Die AK teilt diese Faktoren in die allgemeinen Kategorien „strukturell", „biochemisch", „emotional" und „elektrisch" ein. (Vgl. Übersicht auf S. 165)

Strukturelle Faktoren

Zu den strukturellen Faktoren zählen die Muskeln und Knochen. Ein Ungleichgewicht hier kann eine schlechte Haltung, Schmerzen oder Unbehagen hervorrufen. AK testet die Hauptmuskeln des Körpers, um die schwachen und angespannten zu ermitteln, sowie Subluxationen oder Schiefstellungen der Wirbel, des Schädels und des Beckens. Andere strukturelle Tests betreffen die Stoßdämpferfunktion des Sprung-, Knie- und Hüftgelenkes, Hiatushernie und die Ileocoecalklappe.

Die Ileocoecalklappe liegt am Übergang des Dünndarms in den Dickdarm. Arbeitet diese Klappe nicht richtig, das heißt: ist sie zu offen oder zu sehr geschlossen, kann das zu einer Reihe von scheinbar nicht damit zusammenhängenden Problemen führen wie etwa Kopfschmerzen, Verstopfung, Durchfall und Candida albicans.

(Bei Candida, auch Candidiasis genannt, handelt es sich um eine Pilzüberwucherung, die erst vor kurzem, vor allem auf dem Gebiet der alternativen Medizin, entdeckt wurde, als Ursache etlicher Symptome wie zum Beispiel Blähungen, Vaginalausfluß, geistige Verwirrung, Übelkeit, irritables Colon etc.)

Biochemische Faktoren

Die biochemischen Faktoren umfassen allergische Reaktionen, Mangelernährung, hormonelle Störungen, Blutdruckschwankungen und Belastung durch Giftstoffe. Sie wirken sich negativ auf die Körperchemie aus und können zahlreiche Symptome hervorrufen, wie zum Beispiel geistige Verwirrung, Hautprobleme, Kopfschmerzen, Schwindel und Candida, um nur einige zu nennen.

Die AK bietet wahrscheinlich die effektivste und genaueste Methode zum Austesten von empfindlichen Reaktionen auf Nahrungsmittel oder andere Substanzen. Im Gegensatz zu den meisten Allergietestmethoden ist sie schnell und schmerzfrei. Sie stützt sich auf die eigene Antwort des Körpers, um Reaktionen auf Nahrungsmittel, Flüssigkeiten und in der Luft befindliche oder berührbare Substanzen auszutesten, wie zum Beispiel Katzenhaare, Holz, Metall (etwa Quecksilber), umweltbedingter und geopathischer Streß, Alkohol, Tabak und Nahrungsmittelzusätze. Die AK vermag auch zwischen einer starken Überempfindlichkeit und einer niedrigen Toleranz zu unterscheiden und somit zwischen der Notwendigkeit, etwas vollständig zu vermeiden, und der Notwendigkeit, den Kontakt damit nur zu reduzieren.

Emotionale Faktoren

Zu den emotionalen Faktoren gehören unsere Gedanken, Überzeugungen, Einstellungen und Gefühle in bezug auf Vergangenheit, Gegenwart und Zukunft, sowohl bewußte als auch unbewußte; sie alle können zahlreiche mentale und emotionale Probleme erzeugen wie etwa Streß, Angst, Schlaflosigkeit, Süchte und Phobien. Diese emotionalen Faktoren wirken sich nicht nur auf unser Verhalten aus, sondern besonders auch auf alle Aspekte unserer Gesundheit. Sie *werden* das, woran Sie glauben, und was Sie heute *sind*, ist die Summe Ihrer Gedanken und Überzeugungen in der Vergangenheit.

Aus diesem Grund sollte bei jedem Gesundheitsproblem jeder emotionale Faktor, der eine Rolle spielen könnte, berücksichtigt werden.

Der Muskeltest liefert eine unmittelbare, nonverbale Körperantwort, eine unbewußte Reaktion auf emotionale Reize. Er kann auch innere Konflikte und versteckte negative Glaubensmuster und Einstellungen offenbaren (die oft bei Süchten mitschwingen), wodurch die Menschen herausfinden, daß sie selbst die von ihnen bewußt gewünschten positiven Veränderungen unbewußt sabotieren. Der entsprechende kinesiologische Test ist der Test auf Psychologische Umkehrung (siehe S. 84). Muskeltesten kann präzise Informationen über emotionale Themen erbringen (zum Beispiel, wann genau ein Problem begann, wo, mit wem), die dazu beitragen, alle Arten von Schwierigkeiten, auch Ängste und Phobien, leichter zu behandeln und die emotionalen Aspekte, die sich oft hinter Allergien verstecken, zu identifizieren. Des weiteren ermittelt der Muskeltest den Streß, der sich zum Zeitpunkt eines Unfalls oder Traumas im Körper festsetzt und möglicherweise chronische Schmerzen verursacht.

Elektromagnetische Faktoren

Diese Faktoren umfassen eine Reihe von Energiekreisen im Körper und Energiefelder bis zu einem Abstand von circa fünf Zentimeter um den Körper herum. Elektromagnetische Probleme werden verursacht durch elektrische Störungen in diesen Systemen mit dem Ergebnis schwacher oder falscher Kommunikation innerhalb des Körpers, die sich in Gefühlen wie Desorientierung und Verwirrung, in schlechter Koordination, Lese-Rechtschreib-Schwäche etc. äußert. Beruhigungsmittel und andere Medikamente oder Drogen können ein Hauptgrund für elektromagnetische Dysbalancen (Ungleichgewichte) sein. Elektromagnetische Faktoren sind zum Beispiel:

● Ionisation: die Balance positiver und negativer Ionen, die wir einatmen und die positive und negative Ströme im Körper erzeugen.

● Zentrierung (centring): wie der Körper auf plötzlichen Schreck reagiert. Zentrierung schließt die Rechtshirn-/Linkshirn-Dominanz mit ein, die Funktionskreise zur Koordination des Gehens und Laufens und die kraniosakrale Bewegung (Schädel-Kreuz-bein-Bewegung).

- Polaritätsswitching: Der Körper ähnelt einer Batterie mit positiven und negativen Polen (siehe S. 95).
- Akupunkturmeridiane (Energiebahnen): Die AK überprüft 14 Meridiane auf Über- und Unterenergie, von denen sich jeder auf einen bestimmten Teil oder bestimmte Teile des Körpers bezieht, nämlich:

  Gehirn und Wirbelsäule
  Organe: Magen, Milz-Pankreas, Herz, Lungen, Leber, Gallenblase, Nieren, Blase, Dünndarm, Dickdarm
  Drüsen: Bauchspeicheldrüse, Schilddrüse, Nebennieren, Geschlechtsdrüsen, Thymus.
- Integration der beiden Gehirnhälften: Bei den meisten Menschen hat sich die linke Hirnhemisphäre darauf spezialisiert, Informationen *nacheinander*, logisch und analytisch, in kleinen Einheiten zu verarbeiten, während die rechte Hirnhälfte räumliche Vorstellungen, Muster, Rhythmen, Musik etc. jeweils als Ganzes, *ganzheitlich* aufnimmt. (Bei einigen Menschen sind die Seiten vertauscht.) Jede Hemisphäre kontrolliert die gegenüberliegende Seite des Körpers, so daß eine schwache Integration der Hemisphären sich sowohl geistig als auch körperlich auswirkt. Wenn die beiden Hirnhälften nicht integriert sind, kann der Betreffende in *einer* Denkweise steckenbleiben. Jemand mit einer dominanten *analytischen* Hemisphäre zum Beispiel denkt vielleicht nur an die *logische* Auflösung eines Problems und kann nicht beidseitig denken, um Lösungen zu finden. Hemisphärenungleichgewicht kann ein Schlüsselfaktor bei der Lese-Rechtschreib-Schwäche sein, bei Lernschwierigkeiten und schlechter Koordination.
- Augenkurzschluß: Hier geht es um das Sondieren der auf die Augen bezogenen Energiekreisläufe. (Dies spielte bei dem kleinen Jungen eine Rolle, dessen Fall in Kapitel 2 erwähnt wurde.)
- Ohrenkurzschluß: Hier geht es um die auf die Ohren bezogenen Energiekreisläufe.

Sondierungsmethoden

Muskeltesten

Muskeltesten ist die Hauptuntersuchungsmethode in der AK, und durch deren Anwendung unterscheidet sich AK von allen anderen Systemen. Es gibt mehrere verschiedene Wege, den Muskeltest zur Sondierung einzusetzen.

Manuelles Muskeltesten ist nicht neu. Physiotherapeuten benutzen es, um die Stärke bestimmter Muskeln einzuschätzen, besonders bei Patienten, deren Muskelschwäche zum Beispiel aus einer Poliomyelitis, einem Schlaganfall oder einer Verletzung resultiert. Physiotherapeuten bewerten die Muskelstärke gegenüber der Schwerkraft auf einer Skala von 0 bis 5, wobei 0 bedeutet: keinerlei Reaktion, und 5 der normalen Stärke entspricht.

Kinesiologischer Muskeltest

Die meisten mit dieser Skala von 0 bis 5 getesteten Muskeln fallen in den Bereich von 5. Dennoch würden viele dieser „normalen" Muskeln den kinesiologischen Muskeltest nicht bestehen. Das Einzigartige dieses Tests besteht darin, daß er die *Qualität* der Muskelreaktion testet, die vom Nervensystem bestimmt wird.

Beim kinesiologischen Muskeltest wird der zu testende Muskel soweit wie möglich von den anderen Muskeln isoliert, mit denen er normalerweise zusammenarbeitet. Er wird in Kontraktion gebracht, das heißt die beiden Enden des Muskels kommen näher zueinander. Die Testperson wird gebeten, diese Position zu halten, während der Tester leichten Druck ausübt, ungefähr wie zweieinhalb Kilogramm oder auch bedeutend weniger, für etwa zwei Sekunden, in Richtung Extension des Muskels. Wenn sich das jeweilige Körperglied mehr als fünf Zentimeter bewegt, gilt der Muskel als schwach, wenn es hält, als stark.

Das Isolieren des Muskels auf diese Art und Weise erschwert es der Testperson, die Ausgangsposition des Tests beizubehalten. Getestet wird die Fähigkeit des Nervensystems zur Anpassung an den sich verändernden Druck des Testers während der Dauer von zwei Sekunden. Dies erlaubt dem Tester, die Muskelreaktion zu bewerten.

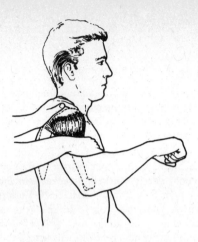

Abb. 1: Kinesiologisches Muskeltesten (Test des Deltoideus)

Zwei Methoden zur Anwendung des Muskeltestens

In allen Richtungen der AK wird ein Muskel auf dieselbe Art und Weise von Kontraktion nach Extension getestet – außer in Hyperton-X, wo die Muskeln in Extension getestet werden. Muskeltesten ist eine Art Muskelbiofeedback, wobei die starke oder schwache Antwort dem Tester bestimmte Informationen liefert.

Bei der kinesiologischen Sondierung wird Muskeltesten auf zwei verschiedene Arten eingesetzt:

1. als eine Serie spezifischer Muskeltests, um herauszufinden, wie gut der Körper in bezug auf jeden Aspekt funktioniert: strukturell, chemisch und emotional;
2. als Indikatormuskeltest, der nur einen einzigen Muskel benutzt, um eine nonverbale Antwort auf einen Reiz zu erhalten, der sich auf strukturelle, chemische, emotionale oder elektromagnetische Faktoren beziehen kann.

Alle Richtungen der AK setzen beide Methoden ein, aber einige bevorzugen den Indikatormuskeltest.

Der Indikatormuskeltest

Zu diesem Test wird nur *ein* Muskel als eine Art Biofeedbackinstrument benötigt, um Informationen über das Körper-Geist-System oder über irgendeinen Teil desselben (*außer* dem getesteten Indikatormuskel selbst) zu erhalten.

Ein auf diese Weise benutzter Muskel heißt Indikatormuskel (IM). Es kann jeder Muskel des Körpers sein, der stark ist und normal funktioniert. Seine Verbindung zu einem Meridian spielt in diesem Fall keine Rolle. Dieser einzelne Muskel testet die Antwort des Körpers auf einen Reiz. Er gibt schon bei leichtem Druck nach, wenn der Reiz im System des Getesteten eine Unordnung oder ein Ungleichgewicht verursacht. Wenn zum Beispiel die Überkreuzbewegung (siehe Beschreibung auf S. 74) Streß im System verursacht, gibt ein vorher starker Muskel nun nach.

Man hat versucht, dieses Phänomen folgendermaßen zu begründen: Ist der Muskel stark und hat der betreffende Mensch gerade keinen Streß, kann das Gehirn den Muskeltest und den zusätzlichen, streßfreien Reiz gleichzeitig meistern. Ruft der Reiz aber Streß hervor, entsteht im Gehirn eine momentane Verwirrung, die eine gleichzeitige Bewältigung beider Stressoren verhindert, die darin bestünde, den Muskel stark zu halten *und* auf den Reiz angemessen zu reagieren. Daraufhin gibt der Muskel sofort nach.

In *Applied Kinesiology* und TFH wird ein Indikatormuskeltest immer in Verbindung mit anderen Sondierungstechniken verwendet, als ein Mittel, um die Struktur, die Biochemie, die Emotionen und die elektromagnetische Energie zu beurteilen. Allerdings setzen einige Richtungen der AK ihren eigenen Indikatormuskeltest sehr umfassend ein, um emotionale Faktoren einzuschätzen und um auf verbale Fragen Antworten zu erhalten (stark = ja, schwach = nein). Dieses Verfahren wird hier und da als Körperbefragung oder als intuitives Muskeltesten bezeichnet.

Gebrauch und Mißbrauch des Indikatormuskeltests

Der Indikatormuskeltest kann einen recht aufsehenerregenden Eindruck machen. Er bietet die unglaubliche Möglichkeit, die Antwort des Körpers auf fast alles sofort zu testen. Genau dieses gewaltige Spektrum für das Muskelbiofeedback hat zu der schnellen Ausbreitung der AK in so vielen verschiedenen Bereichen der Gesundheitspflege geführt.

Wie bereits in der Einführung erwähnt, muß diese Technik aber von gutgeschulten Therapeuten angewandt werden. Zahlreiche Faktoren können einen Muskeltest beeinflussen, so daß ein Tester, der dessen nicht gewahr ist, zu falschen Ergebnissen gelangen kann. Auch die Benutzung des IM für die Körperbefragung muß mit großer Sorgfalt erfolgen und ist mit Vorsicht zu genießen, da nicht alle Anwender diese Methode jederzeit zuverlässig einsetzen können.

Ist die Körperbefragung zuverlässig?

Es besteht eine breite Kluft zwischen den Anwendern, die Untersuchungsmethoden auf der Basis der *Applied Kinesiology* bevorzugen, und denen, die „den Körper fragen". Anwender der *Applied Kinesiology*, die mehr wissenschaftlich und medizinisch orientiert ist, bedienen sich einer logischen, nichtintuitiven Sondierungsmethode, um vom Körper Informationen zu erhalten. Die anderen, die lieber „den Körper fragen", vertrauen einem intuitiven Verfahren, indem sie direkt die Weisheit des Körpers „anzapfen".

Beide Methoden haben Vor- und Nachteile. Die *Applied Kinesiology* begrenzt durch die eindeutige Festlegung dessen, *was* eingeschätzt werden kann und *wie*, das potentielle Untersuchungsspektrum, besonders auf dem Gebiet der Emotionen. Dafür hat sie den Vorteil, daß sich die Ergebnisse der *Applied Kinesiology*-Methode wiederholen, das heißt in gleicher Weise immer wieder abrufen lassen. Das „Befragen des Körpers" dagegen gewährt zwar unbegrenzte Einschätzungsmöglichkeiten für alle Arten von Faktoren. Weil es aber auf einem mehr intuitiven Ansatz beruht, sind seine Ergebnisse nicht immer reproduzierbar und somit weniger zuverlässig. Gleichwohl kann es – von erfahrener und geschickter Hand ausgeführt – zu sehr bemerkenswerten Resultaten führen, wie einige der Fallbeispiele in Kapitel 7 demonstrieren.

Der Grund für die mögliche Unzuverlässigkeit der Körperbefragung scheint darin zu liegen, daß der Anwender, wenn er nicht völlig losgelöst ist, mit der Testperson wie ein Surrogat interagiert und somit, wenn auch unbeabsichtigt, den Ausgang des Tests beeinflußt. Um David Walther zu zitieren, einen der führenden Verfasser und Autoritäten auf dem Gebiet der *Applied Kinesiology*: „Es entsteht der Eindruck, daß manche Therapeuten einleuchtende therapeutische Ansätze anwenden und Ergebnisse erzielen können, die von anderen nicht nachvollzogen werden können. ... Diese Verfahren mögen für den einzelnen wertvoll sein, doch können sie nicht anderen vermittelt werden, die nicht über die gleichen Fähigkeiten und geistigen Grundmuster verfügen." (Vgl. Literaturverzeichnis; hier: Seite 5)

Anwender, Lernende und Hilfesuchende neigen dazu, sich den Ansatz auszusuchen, bei dem sie sich am wohlsten fühlen.

Weitere Sondierungstechniken

Es gibt zahlreiche weitere Techniken, um noch mehr Informationen vom Körper-Geist-System zu erhalten. Diese sind einzigartig in der AK und werden entweder mit speziellen Muskeltests oder mit einem Indikatormuskeltest verknüpft.

Einige Systeme und Richtungen der AK benutzen nur bestimmte Techniken und keine anderen, während andere Richtungen sie alle kombiniert einsetzen. In den Definitionen dieser Techniken gibt es kleinere Abweichungen.

Therapielokalisierung (TL)

Mit diesem Verfahren – außerhalb des medizinischen Kontextes als Berührungslokalisierung (BL) bezeichnet – ermitteln Sie die strukturellen, chemischen und elektromagnetischen Energiefaktoren, um ein Problem genau zu lokalisieren. Der Anwender testet einen Indikatormuskel, während der *Getestete* die verdächtige Stelle berührt, etwa einen Teil des Schädels, einen Akupunkturpunkt oder einen bestimmten Zahn. Wird der zuvor starke Indikatormuskel schwach, deutet dieses Resultat auf eine Störung in dem berührten Bereich des Körpers hin. Therapielokalisierung – oder Funktionskreislokalisierung, wie sie hier und da genannt wird – kann auch angewandt werden, um herauszufinden, welche Behandlungsart eine schwache Muskelreaktion in eine starke umwandelt.

Überprüfung *(challenging)*

Dieses Verfahren unterscheidet sich von der Therapielokalisierung dadurch, daß der *Anwender* nun den fraglichen Punkt oder die Punkte berührt, um zum Beispiel zu erfahren, welcher Wirbel subluxiert ist.

Challenging wird auch eine Technik genannt, mit der man ermittelt, ob eine bestimmte, gerade ausgeführte Technik ausreicht oder ob noch Zusätzliches erforderlich ist.

Zweipunktlokalisierung

Bei diesem Verfahren testet der Anwender einen Muskel, während zwei Problemzonen gleichzeitig berührt werden (entweder vom Anwender oder vom Getesteten), um eine mögliche Verbindung zwischen beiden zu überprüfen, zum Beispiel zwischen der Schädelbasis und dem unteren Teil des Rückens. Hierbei handelt es sich oft um eine wichtige Verbindung, wie das Fallbeispiel auf Seite 59 zeigt.

Therapielokalisierung, *Challenging* und Zweipunktmethode werden in der *Applied Kinesiology* sowie in einigen Richtungen der AK sehr häufig eingesetzt, aber nicht in allen.

Prioritätsfindung

Eines der wichtigsten und einzigartigen Sondierungsinstrumente in der AK ist das Verfahren zur Feststellung der Rangfolge von Problemen oder Ungleichgewichten, das heißt zur Identifizierung des Hauptproblems in Abhebung von sekundären Problemen.

Wenn bei Ihnen die Lichter ausgingen, weil eine Sicherung durchgebrannt ist, würden Sie den Schaden nicht damit beheben, daß Sie Ersatzbirnen hineindrehen. Um wieder Licht in diesem Stromkreis zu erzeugen, muß die Ursache des Hauptproblems im Sicherungskasten gefunden und repariert werden. Beim Körper verhält es sich ähnlich: Wenn Sie das Hauptproblem identifizieren, werden sich einige zweitrangige von selbst lösen.

Während des Sondierens dient die Prioritätenfindung dem Ermitteln der wichtigsten Probleme im Unterschied zu den nachrangigen. Die Korrekturen konzentrieren sich dann auf die Hauptprobleme. Das nachstehende Beispiel zeigt, wie nützlich Therapielokalisierung, *Challenging* und Zweipunktlokalisierung sein können, um bei einem ernsten medizinischen Problem die Hauptursache aufzuspüren, das andernfalls mit einer unnötigen größeren Operation behandelt worden wäre.

Schmerzen im unteren Rücken und ein kraniales Problem

Eine meiner Klientinnen hatte ein Problem im unteren Bereich des Rückens (mit Beteiligung des vierten und fünften Lendenwirbels) und litt seit mehr als 15 Jahren unter chronischen Schmerzen. Als sie zu mir kam, stand sie auf der Warteliste für eine Spinalfusionsoperation.

Die kinesiologische Sondierung bestätigte mit *Challenging* ihr Problem im unteren Bereich des Rückens. Eine Therapielokalisierung deutete allerdings auch darauf hin, daß einige ihrer Schädelknochen blockiert waren. Normalerweise können sich diese minimal bewegen. Zweipunktlokalisierung offenbarte einen Zusammenhang zwischen den beiden Phänomenen. (Die Bedeutung dieser besonderen Korrespondenz erkennen mittlerweile immer mehr Chiropraktiker und Osteopathen, die die Kranio- oder Kraniosakral-Therapie einsetzen; dies sind sanfte Methoden für die Arbeit am Kopf, am Kiefer und am unteren Bereich des Rückens.)

Weiteres Testen ergab, daß die Priorität beim kranialen Problem lag und nicht beim Rücken der Frau. Ich empfahl sie weiter an einen kinesiologisch arbeitenden Chiropraktiker, um eine zweite Beurteilung und Behandlungsvorschläge zu bekommen. Er bestätigte die Ergebnisse meiner ersten Einschätzung und richtete ihre blockierten Schädelknochen wieder ein.

Die chronischen Rückenschmerzen der Frau verschwanden sofort und für immer. Sie sagte die Operation ab. Es blieb zwar eine leichte Schwäche in ihrem Rücken, aber diese hält sie mit sorgfältiger Pflege unter Kontrolle und lebt so größtenteils schmerzfrei.

Hand- und Fingerstellungen *(modes)*

Eine weitere Entwicklung bei den Sondierungsverfahren bildet die Einführung von Hand- oder anderen *Modes* durch die Klinische Kinesiologie (siehe S. 119) und von Fingermodes durch PKP (siehe S. 101). Hierbei halten Anwender oder getestete Person ihre Finger in bestimmten Positionen, die einen starken Muskel dann schwächen oder einen schwachen Muskel stärken. Handmodes stellen eine Art nonverbale Sprache dar, mit der der Anwender Fragen stellen kann nach Verbindungen zwischen verschiedenen Faktoren, nach angemessenen Vorgehensweisen und nach Prioritäten. Es ist ein äußerst komplexes System mit Hunderten von Handmodes.

Diese *Modes* sind nicht als Bestandteil des ICAK-Lehrstoffs akzeptiert.

Verweilmode

Der Verweilmode, auch eine Entwicklung der Klinischen Kinesiologie, speichert Informationen über ein bestimmtes Problem im gesamten Körper. Eine Störung wird aktiviert (wie zum Beispiel ein schwacher Muskel), während gleichzeitig die Beine der getesteten Person ungefähr 45 Zentimeter auseinandergespreizt werden. Dieser Vorgang überträgt das jeweilige Problem in den gesamten Körper, so daß daraufhin jeder Muskel beim Test nachgibt.

Der Verweilmode erweist sich als nützlich beim Sondieren, da er die Notwendigkeit umgeht, bereits schwache oder schmerzende Muskeln nochmals zu testen, und da er kompliziertere Verfahren wie Muskelumprogrammierung, Zweipunktlokalisierung und Prioritätenfindung erleichtert. Er wird auch bei Korrekturen und Behandlungen eingesetzt, um deren Wirkung zu verstärken.

Surrogattest

Wenn der Praktizierende, aus welchem Grund auch immer, jemanden nicht direkt testen kann, bedient er sich des Surrogattests. Diese Technik eignet sich bei sehr kleinen Kindern, bei älteren, ernsthaft verletzten, gelähmten, schwerkranken, tauben sowie komatösen Patienten und sogar bei Tieren.

Der Surrogattest erfordert einen weiteren Menschen, der damit einverstanden ist, als eine Art Energieempfangsstation für die hilfsbedürftige Person zu fungieren. Der gesamte Test läuft in der üblichen Weise an der Ersatzperson ab, die den Patienten dabei zum Beispiel an der Schulter oder am Arm berührt. Effektive Korrekturen werden ebenfalls auf diese Art ausgewählt. Die Ersatzperson empfindet in der Regel während des Ablaufs kein Unbehagen. Äußerst sensible Menschen fühlen allerdings oft kleine, vorübergehende Veränderungen in ihrem eigenen Körper.

Natürlich wird die Ersatzperson vor Beginn getestet und balanciert, so daß der Anwender davon ausgehen kann, die Antworten vom Patienten und nicht von seinem Stellvertreter zu erhalten. Die Korrekturen erfolgen am Patienten selbst, es sei denn, dies ist aus physischen Gründen nicht möglich.

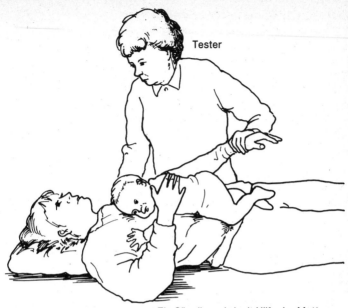

Ein Säugling wird mit Hilfe der Mutter
(als Stellvertreterin = Surrogat) getestet

Abb. 2: Surrogattest

Surrogattesten mag unglaublich erscheinen, aber es funktioniert. Wenn die elektromagnetische Energie auch normalerweise nicht gesehen werden kann, bildet sie doch einen Bestandteil aller lebenden Systeme, so auch des Menschen. Wenn wir einen anderen Menschen berühren, wird diese Energie zu ihm übertragen oder von ihm empfangen.

Dies kann sehr deutlich demonstriert werden mit Hilfe einer Spezialglühbirne, die durch eine kleine Batterie gespeist wird. (Zum Zeitpunkt des Schreibens wurde diese in Großbritannien leider noch nicht verkauft.) Wenn ein Mensch den einen Kontaktpunkt auf der Batterie berührt und ein anderer den anderen, passiert nichts. Wenn sich beide aber zusätzlich zum Beispiel an den Händen anfassen, brennt das Licht und beweist damit, daß ihre elektrische Energie den Stromkreis geschlossen hat.

61

Surrogattest nach einer Verletzung

Ein junger Mann suchte nach einem Motorradunfall mit Schlüssel-
beinverletzung einen Anwender auf. Da dieser Knochen gewöhnlich nicht gerichtet wird, müssen die umliegenden Muskeln stark
genug sein, um den Knochen an der entsprechenden Stelle zu
halten, während er sich selbst regeneriert. Der Mann hatte den
Arm in einer Schiene, so daß die Muskeln in diesem Bereich nicht
getestet werden konnten. Ein Freund stellte sich als Surrogat zur
Verfügung. Nach den üblichen Vortests beim Stellvertreter be-
rührte dieser den gesunden Arm des Betroffenen. Der Anwender
war nun in der Lage, exakt die Muskeln auszutesten, die beim Unfall verletzt worden waren, sowie die Korrekturen, die den Heilungsprozeß beschleunigen würden. Der Mann erholte sich
schnell, und sein Knochen wuchs glatt zusammen.

Wie das Sondieren durchgeführt wird

Bei jeder kinesiologischen Sondierung werden entweder spezifische
Muskeltests eingesetzt oder ein Indikatormuskeltest in Kombina-
tion mit anderen Sondierungstechniken oder Bewegungen oder ein
Indikatormuskeltest für sich alleine.

Wie strukturelle Faktoren sondiert werden

Die Muskeln werden mit dem üblichen, bereits beschriebenen Muskeltestverfahren beurteilt, wobei man bei bestimmten Muskeln spezifische Tests verwendet. Die Wirbel, die Knochen der Wirbelsäule,
lassen sich mit einem Indikatormuskeltest überprüfen, während der
Anwender den Knochen, der ein Problem bereitet, berührt.

Schädelknochen, auch das Kiefergelenk, werden mit einem Indikatormuskeltest und Therapielokalisierung sondiert, das heißt die
getestete Person berührt die vermuteten Problemzonen.

Der Muskeltest ermittelt nicht nur exakt den Muskel oder Knochen, der berücksichtigt werden muß. Er gibt auch an, in welcher
Richtung der Körper die entsprechende Korrektur wünscht. Genau
diese Information ist für Chiropraktiker und Osteopathen von unschätzbarem Wert für die Manipulation, neben den Aussagen von
Röntgenbildern und anderen Verfahren.

Die Handmodes und andere *Modes* werden ebenso von einigen Richtungen der AK eingesetzt, um über die Körperstruktur sehr detaillierte Angaben zu erhalten.

Wie biochemische Faktoren sondiert werden

Allergie und Empfindlichkeit

Beim Allergietest werden verschiedene Methoden angewandt, und die einzelnen Systeme der AK benutzen unterschiedliche Verfahren.

Die *Applied Kinesiology* und TFH bedienen sich bestimmter Muskeltests, die mit der zu testenden Nahrung eng zusammenhängen. Der Musculus pectoralis major clavicularis zum Beispiel, der in dem oberen Bereich der Brust liegt, steht mit dem Magenmeridian und dem Magen in Verbindung und hat zu tun mit der Verdauung von Protein wie etwa Milch. Wenn dieser Muskel stark ist und ihn etwas Milch im Mund der Testperson schwächt, dann bedeutet dieses Ergebnis, daß sich Milch auf das System dieser Person schwächend auswirkt, wie bei der in Kapitel 1 beschriebenen Frau mit der Milchallergie.

Zur richtigen und zuverlässigen Durchführung eines Allergietests wird der Anwender immer mehr als einen Muskel testen und noch weitere Tests hinzunehmen, um zwischen einer Empfindlichkeit und einer Allergie zu unterscheiden.

Zwei Stellen am Körper gelten in der *Applied Kinesiology* als bewährt für das Testen und werden auch in TFH benutzt. Zum einen wird das Nahrungsmittel (oder die Substanz) in der Form getestet, wie es normalerweise verzehrt wird (das heißt gekocht oder roh). Es wird in den *Mund* genommen und zerkaut, während die relevanten Muskeln überprüft werden. Falls sich diese Methode nicht anbietet, kann während des Testens an der Substanz auch nur gerochen werden.

Sie werden sich vielleicht fragen, wie ein Test mit der Substanz im Mund vor ihrer Verdauung ein präzises Ergebnis einbringen kann. Dr. S. Deal erklärt, daß „50 Prozent der Wahrnehmungs- und motorischen Hirnzellen dem Gebiet um das Kiefergelenk gewidmet sind, das heißt 50 Prozent der Botschaften aus dem Gehirn werden in diesem Bereich gefiltert." (Vgl. Literaturverzeichnis;

hier: S. 42) Aus diesem Grund ist der Mund eine äußerst empfindliche Zone, und während sich die Nahrung oder die Substanz mit Speichel vermischt, werden Informationen in bezug auf den Verdauungsprozeß auf dem Weg über das Gehirn weitergeleitet.

Die Substanz kann während des Tests auch auf oder unter den *Nabel* gelegt werden, in die Nähe der Ohrspeicheldrüse (auf die Wange) und in das Energiefeld. (Diese Stellen anerkennt das ICAK nicht.) Einige Anwender testen die jeweiligen Substanzen in Glasfläschchen.

Es ist wichtig, sich bewußt zu machen, daß der Anwender ganz bestimmte Nahrungsmittel oder Substanzen testet und nicht eine allgemeine Kategorie von Nahrungsmitteln. Wenn zum Beispiel eine Reaktion auf Brot sondiert wird, bezieht sich die jeweilige Reaktion nur auf die bestimmte Brotsorte im Mund des Getesteten, nicht auf jedes Brot. Auch sollte man nicht vergessen, daß sich das Ergebnis auf genau diese Zeit des Sondierens bezieht und nicht auf gestern oder nächste Woche. Auch wenn also der Anwender etwa eine Empfindlichkeit eindeutig ermittelt, empfiehlt es sich vor Anordnung einer längerfristigen eingeschränkten Kost, denselben Test an einem anderen Tag, etwa drei Wochen später, zu wiederholen, um zu sehen, ob es sich nur um eine vorübergehende Reaktion oder um ein ernstzunehmendes Problem handelt.

Jemanden dazu zu bewegen, eine Substanz in der Hand zu halten oder in den Mund zu stecken, um dann seinen Arm herunterzudrücken, ist *kein* kinesiologischer Muskeltest. Leider bietet sich dieses Bild unter dem Etikett AK allzu häufig bei Gesundheitsmessen und an ähnlichen Orten.

Allgemeine Sondierung der Körperchemie

Jeder während einer kinesiologischen Sondierung getestete Muskel bezieht sich nicht nur auf einen Teil des Körpers, sondern ist auch mit bestimmten Ernährungsfaktoren verknüpft. Einzelne Nährstoffe oder Nahrungsmittel stärken also einen bestimmten Muskel, andere schwächen ihn, einige verhalten sich neutral. Ein schwacher Muskel könnte somit auf eine biochemische Störung hinweisen. Der Latissimus dorsi zum Beispiel, ein großer Muskel im Rücken, steht mit dem Milzmeridian und der Bauchspeicheldrüse in Verbindung, die den Blutzuckerspiegel kontrolliert. Dieser Muskel wird getestet bei der Sondierung des Pankreas und seiner Fähigkeit, den

Blutzuckerspiegel zu kontrollieren. Ist dieser Muskel stark, wird ihn raffinierter Zucker sehr wahrscheinlich schwächen.

Nährstoffmangel

Eine andere Sondierungsmethode (nicht vom ICAK gebilligt) bedient sich der Nährstoffreflexe, der sogenannten Riddler-Reflexe. Der Anwender testet einen Indikatormuskel, während er jeden dieser Reflexpunkte berührt. Wird zum Beispiel ein starker Muskel schwach, wenn der Anwender den Reflexpunkt für Vitamin A berührt, der auf dem rechten Augenlid liegt, kann das einen Vitamin-A-Mangel andeuten. (Diese Störung hätte sich auch, wie oben beschrieben, in Form spezifischer Muskelschwäche zeigen können.)

Der Bedarf an bestimmten Nährstoffen verändert sich und sollte regelmäßig wieder neu sondiert werden. Wenn der gesamte Körper als Folge einer Energiebalance besser arbeitet, wird er die Nahrung auch leichter umwandeln und wohl weniger empfindlich reagieren. Jemand kann also in einem Monat eine Nahrungsmittelempfindlichkeit oder einen Nährstoffmangel aufweisen und einen Monat später möglicherweise nicht mehr. Wie George Goodheart sagt: „Du bist nicht, was du ißt; du bist, was du absorbierst [aufnimmst, *absorb*]!"

Einige Anwender setzen auch die Handmodes beim Testen der biochemischen Seite des Organismus ein.

Eine Ernährungsüberprüfung muß sich auf verschiedene Faktoren stützen und sollte, wenn eben möglich, in Verbindung mit Laborwerten betrachtet werden, nicht isoliert. Es können auch beträchtliche Unterschiede in bezug auf den Bedarf an Nährstoffen etwa vor und nach einer chiropraktischen Anwendung auftreten, und bestimmte Aktivitäten (wie zum Beispiel Hochleistungssport) oder geistige Zustände (wie etwa Angst) erfordern vielleicht vermehrte Unterstützung über Nährstoffe, die sich nach Ablauf dieser Phasen wieder erübrigt.

Wie emotionale Faktoren überprüft werden

Emotionale Faktoren werden nach verschiedenen Methoden beurteilt, und verschiedene Systeme und Richtungen der AK bevorzugen ihre eigenen Ansätze.

Bei *Applied Kinesiology* und TFH stehen zwei Verfahren im Vordergrund. Zum einen werden zwei Muskeln getestet, wobei sich der eine auf eine Hirn- und der andere auf eine Magenfunktion bezieht. Werden diese zunächst starken Muskeln schwach, wenn der Betreffende an eine emotional streßreiche Situation denkt, weiß der Anwender, daß diese Situation sich negativ oder schwächend auf das System des Betreffenden auswirkt. Bei dieser sanften (nichtinvasiven) Methode der Erhebung von Informationen braucht der Betreffende dem Anwender seine Gedanken nicht zu erzählen. Sollten diese Muskeln jedoch nachgeben, wenn sich die Testperson den positiven Ausgang vorstellt, und halten bei dem Gedanken an das Problem, liegt eine Psychologische Umkehrung vor (siehe S. 84), die korrigiert werden muß, bevor eine emotionale Balance wirksam werden kann.

Die zweite Sondierungsmethode, die in vielen Richtungen der AK angewandt wird, beruht auf den Fünf Elementen (siehe Seite 68). Jedem einzelnen Element ist ein emotionaler Aspekt zugeordnet. Da sich nun jeder Muskel auf einen Meridian bezieht und jeder Meridian im Gesetz der Fünf Elemente vorkommt, hat auch jeder Muskel eine emotionale Komponente. Diese Zusammenhänge können dem Anwender bei der Identifizierung emotionaler Faktoren helfen.

Nach diesem System sind zum Beispiel die Leber und die Gallenblase mit Angst-, Wut- und Frustrationsgefühlen verbunden. Eine Schwäche des auf den Lebermeridian bezogenen Muskels kann durch einen emotionalen Aspekt wie etwa unausgedrückten Ärger verursacht werden, was sehr oft der Fall ist. Die Erfahrung bestätigt, daß diese Entsprechungen oft sehr genau zutreffen.

Einige Richtungen der AK wenden den auf S. 55 beschriebenen Indikatormuskeltest an, um emotionale Faktoren einzuschätzen. Wenn jemand *ehrlich* sagt: „Mein Name ist ...", wird der Muskel stark bleiben, beim *falschen* Namen schwach werden. Zur Untersuchung emotionaler Faktoren bedient man sich dieses Prinzips, um an Informationen aus dem Unterbewußtsein zu gelangen, desgleichen zur Bestimmung spezifischer Emotionen bei der Altersrezession. Der Anwender oder der Betroffene sagt zum Beispiel folgenden Satz: „Die Angst vor Wasser begann zwischen dem 20. und 15. Lebensjahr, zwischen dem 15. und 10., 10. und 5. ..." etc., bis ein Muskelwechsel das genaue Alter angibt. Für „Ja"- oder „Nein"-

Antworten kann auch ein Indikatormuskel getestet werden auf Fragen wie: „Gibt es einen emotionalen Faktor? ... Bezieht er sich auf die Mutter? ... Auf den Vater? ..." etc.

Auch Handmodes lassen sich beim Sondieren des emotionalen Bereiches verwenden.

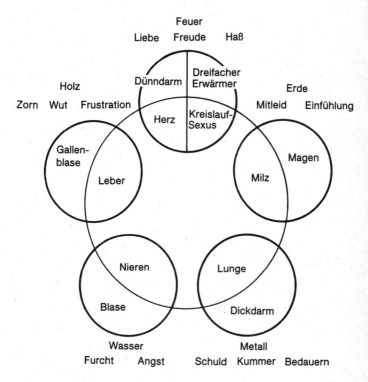

Abb. 3: Die Emotionen der Fünf Elemente

Wie elektromagnetische Faktoren sondiert werden

Elektromagnetische Faktoren erhält man entweder durch einen Indikatormuskeltest in Verbindung mit einer anderen Sondierungstechnik, Bewegung oder Übung oder durch spezifische Muskeltests.

Der Anwender verschafft sich einen allgemeinen Überblick über den Energiezustand anhand bestimmter Muskeltests, die aufgrund der Muskel-Meridian-Verknüpfung Informationen über jeden Meridian liefern. Es kann zuwenig (Unterenergie) oder zuviel (Überenergie) Meridianenergie vorliegen. Auf Unterenergie deutet gewöhnlich eine schwache Muskelreaktion hin. Zur Ermittlung der Überenergie berührt der Betroffene während eines Indikatormuskeltests die Pulse am Handgelenk oder bestimmte Akupunkturpunkte.

Diese Energieinformation kann auch im Sinne des Gesetzes der Fünf Elemente verstanden werden, das alle Meridiane und ihre Beziehungen zueinander enthält und vorhersagbare Muster der Energiebewegungen im Körper beschreibt. Anstatt nun jede einzelne Muskel-Meridian-Störung isoliert zu testen, werden die Ungleichgewichte in Beziehung zueinander als Teil des gesamten Musters eingeschätzt.

Alle übrigen elektromagnetischen Faktoren werden mit einem Indikatormuskeltest in Verbindung mit anderen Tests wie etwa Bewegungen oder Aktivierung bestimmter Punkte getestet. (Viele davon werden in Kapitel 6 beschrieben.)

Kapitel 5

Balancieren: Korrekturen und Anwendungen

Ein Ziel der AK besteht darin, einen Zustand der Gesundheit und der Harmonie zu erzeugen. Dazu bringt sie alle Aspekte des Menschen in Balance, indem sie die bei der Sondierung gefundenen Ungleichgewichte behebt. Hierbei bedient sie sich einer Synthese energiebalancierender Techniken und Korrekturen aus der Chiropraktik, der Osteopathie, der Akupunktur und anderen Heilungsdisziplinen.

Bei einigen der Korrekturen handelt es sich um die üblichen therapeutischen Techniken, während andere durch ihre Einmaligkeit herausragen. Einzelne Anwender erweitern ihre Arbeit durch ihre eigenen Verfahren, die in der AK nicht vorkommen.

Einer der bemerkenswertesten und nicht zu übertreffenden Vorteile der AK ist die Art und Weise, wie sie den Körper benutzt, um zu bestimmen, was ihm fehlt. Wurde zum Beispiel einmal durch einen schwachen Muskel ein Ungleichgewicht ermittelt, kann der Anwender mit dieser schwachen Antwort exakt die Korrektur oder Anwendung herausfinden, die dieser Körper benötigt, um von einer schwachen zu einer starken Muskelreaktion zu gelangen. Dieses Phänomen entbindet den Anwender von der Entscheidung, wenngleich er natürlich die anzubietenden Wahlmöglichkeiten kennen muß. Es bedeutet weiterhin, daß ein für Laien konzipiertes System wie TFH ohne Gefahr angewendet werden kann.

Als zweiter beispielloser Vorteil ist das unmittelbare Feedback des Körpers in bezug auf seine Bedürfnisse zu nennen: Man muß nicht tage- oder wochenlang warten, um herauszufinden, ob eine Vorgehensweise angemessen ist. Ein dritter außerordentlicher und sehr nützlicher Vorteil sowohl für den Anwender als auch für den betroffenen Menschen liegt in der schnellen Rückmeldung auf die Frage, ob die Korrektur oder Anwendung überhaupt gewirkt hat. Sofort nach der Korrektur testet der Anwender den vorher schwachen Muskel noch einmal. Testet dieser nun stark, zeigt das nicht nur dem Anwender, daß die Korrektur wirkungsvoll war. Auch der Getestete wird den Unterschied in der Muskelreaktion spüren und somit vom Erfolg überzeugt sein. Dieses Wissen weckt in ihm eine positive Einstellung, die wiederum den Heilungsprozeß fördert. Außerdem erlaubt es dem Körper des Menschen, sich innerlich der gerade vorgenommenen Veränderung anzupassen. Dieser Vorgang läuft natürlich wesentlich schneller und effizienter ab als etwa die Einnahme von Medikamenten über mehrere Tage oder Wochen, bis man endlich weiß, ob sie Erfolg oder ob sie Nebenwirkungen haben.

Arten der Korrektur

Aufgrund der Mannigfaltigkeit der AK ist es nicht möglich, in diesem Buch *alle* Korrekturen und Anwendungen zu beschreiben, die die verschiedenen Systeme und Richtungen anbieten. Die folgenden werden üblicherweise in *Applied Kinesiology*, TFH und den wichtigsten Richtungen der AK eingesetzt.

Erweist sich ein Muskel als schwach, kann er durch irgendeine Standardkorrektur oder auch durch eine Kombination mehrerer gestärkt werden. Standardkorrekturen sind:

- Neurolymphatische Massage
- Halten neurovaskulärer Reflexpunkte
- Meridianabfahren
- Halten der Akupressurpunkte
- Muskelumprogrammierung

Zusätzliche Standardkorrekturen sind:

- Überkreuzbewegung (Lateralitätsbahnung)
- Emotionalen Streß abbauen
- Ernährungsbalance

Diese Übersicht enthält nur einige der häufigsten Korrekturverfahren; sie werden hier im Anschluß beschrieben. Weitere finden Sie in Kapitel 6.

Neurolymphatische Massage

Neurolymphatische Reflexpunkte sind bestimmte Bereiche oder Punkte auf der Vorder- oder Rückseite des Körpers, die mit dem lymphatischen System zusammenhängen. Der Osteopath Frank Chapman zeichnete sie Anfang dieses Jahrhunderts als erster auf. Während seiner Forschungen stieß George Goodheart auf Beziehungen zwischen Chapmans Reflexen und bestimmten Muskeln.

Das lymphatische System bildet eines der wichtigsten Drainagesysteme des Körpers. Sein einwandfreies Funktionieren ist Bedingung für eine gute Gesundheit. Die Stimulierung der neurolymphatischen Punkte durch eine kräftige Massage bewirkt eine Anregung des lymphatischen Systems über das Nervensystem. Die neurolymphatische Massagezone zum Beispiel für das Colon, den Dickdarm, liegt auf der Außenseite der Beine zwischen den Hüften und den Knien. Eine Massage dieser Gegend kann Verstopfung lindern aufgrund einer Stimulierung des Colons.

Ist der Lymphfluß in einem bestimmten Abschnitt träge, wird der entsprechende Muskel schwach testen. Die Anregung des dazugehörigen Reflexpunktes stärkt diesen Muskel. Leichtes Massieren für etwa 25 bis 30 Sekunden aktiviert die neurolymphatischen Punkte. Während der Massage können diese Punkte etwas empfindlich sein, aber das gibt sich schnell wieder.

Berühren von neurovaskulären Reflexpunkten

In den dreißiger Jahren entdeckte Dr. Bennet, ein Chiropraktiker aus Kalifornien, Zonen auf dem Kopf, die bei leichter Berührung die Blutzufuhr zu bestimmten Organen und Drüsen zu stimulieren schienen. Mit einem Fluoroskop, einer Art bewegtem Röntgenapparat, konnten seine Beobachtungen unterstützt werden. Goodheart fand heraus, daß durch Berühren dieser Punkte, die er neurovaskuläre Reflexpunkte nannte, schwache Muskeln stark wurden, und zwar in den Fällen, in denen Muskelschwäche auf einer mangelhaften Durchblutung beruht. Er erkannte auch hier wiederum Zusammenhänge zwischen bestimmten Punkten und bestimmten Muskeln.

Diese Punkte liegen meistens auf dem Kopf. Sie werden nur leicht berührt, für ein bis zwei Minuten oder länger, bis ein regelmäßiger Puls (der nicht direkt mit dem Herzschlag in Verbindung steht) gefühlt werden kann. Die bilateralen Punkte (Punkte auf beiden Seiten des Kopfes) werden so lange gehalten, bis die Pulse übereinstimmen.

Das Berühren dieser Punkte bewirkt eine tiefe Entspannung. Die neurovaskulären Punkte für den Magen beispielsweise liegen auf der Stirn, über den Augenbrauen. Sie dienen auch als Behandlungspunkte für den Abbau von emotionalem Streß. Das Berühren dieser Punkte verbessert die Blutzufuhr zum Magen und verringert Streß.

Meridianabfahren

Wir haben bereits festgestellt, daß bestimmte Muskeln energetisch mit bestimmten Meridianen und Organen und Drüsen verbunden sind. Dieser Zusammenhang dient nicht nur als spezifischer Hinweis beim Sondieren, sondern ist auch für die Korrektur von Bedeutung.

Meridiane sind Energiebahnen im Körper, durch die *Qi* beziehungsweise die Lebensenergie fließt. Beim kinesiologischen Muskeltest weist ein schwacher Muskel in der Regel auf eine Störung im Energiefluß des mit diesem Muskel verknüpften Meridians hin.

Der Energiefluß kann stimuliert werden, indem man mit den Fingern in der entsprechenden Richtung den Meridian abfährt, direkt auf dem Körper oder in einem Abstand von etwa fünf Zentimetern. Während dieses Vorgangs nehmen Anwender und Betroffener oft bemerkenswerte Veränderungen wahr wie etwa Hitze, Kälte oder Kribbeln (sie sind ganz natürlich, wenn die feinstoffliche Energie aktiviert wird).

Das Zentralgefäß zum Beispiel – der Meridian, der auf der Vorderseite des Körpers verläuft und an der Unterlippe endet –, hat Verbindung zu allen übrigen Meridianen und zum Gehirn. Das Stimulieren des Energieflusses dieses Meridians durch Abfahren kann die Energiezufuhr zum Gehirn steigern und die Hirnfunktion verbessern.

Halten von Akupressurpunkten

Neben Meridianabfahren läßt sich in der AK auch mit bestimmten Akupressurpunkten die Energie in einzelnen Meridianen anregen oder beruhigen. Auf diese Weise werden die mit dem Meridian verknüpften Muskeln, Organe oder Drüsen balanciert.

Gewöhnlich werden in einer kinesiologischen Anwendung zwei Akupressurpunkte eine oder zwei Minuten lang leicht berührt, bis ihre Pulse synchronisiert sind. Während dieses Prozesses spüren Betroffener oder Anwender (manchmal auch beide) eine Veränderung der Energie, die sich etwa in einem leichten Energieschub äußert oder in einem Gefühl von Leichtigkeit, Hitze oder Kühle.

Muskelumprogrammierung

Manchmal bezieht sich die erforderliche Korrektur nicht auf eines der bereits beschriebenen Systeme, sondern liegt im Muskelprogramm selbst, das heißt in den zwischen dem Muskel und dem Gehirn übermittelten Botschaften.

Gelegentlich muß ein Muskel nur „aufgeweckt" werden. Manuelles Stimulieren von Ansatz oder Ursprung für einige Sekunden reicht aus, um die Kommunikation „einzuschalten", so daß der Muskel dann stark testet.

Manche chronische Muskelprobleme können jedoch auftreten, wenn ein Muskel infolge einer Verletzung oder eines Unfalls „abschaltet" oder sein Programm verändert (um sich zu schützen) und sich dann nicht mehr einschaltet und in den Normalzustand zurückkehrt. Er verursacht dann bei anderen Muskeln, die mit ihm zusammenarbeiten, ebenso Fehlfunktionen.

Kinesiologisch können diese Muster von Muskelungleichgewicht oder -störung ermittelt und die Muskeln umprogrammiert werden, da die Gefahr inzwischen ja der Vergangenheit angehört. Zu diesem Zweck werden für einige Sekunden die Fasern (Spindelzellen) im Muskelbauch auseinandergezogen. Es schmerzt nicht. Hierdurch erhält das Gehirn die Botschaft, daß die Fasern zu lang seien. Das Gehirn antwortet mit Kontraktion der Fasern, so daß der vorher schwache Muskel nun stark testet. Der umgekehrte Vorgang, nämlich die Fasern im Muskelbauch zusammenzudrücken, ermöglicht angespannten Muskeln, sich zu entspannen. Diese zweite Methode hilft auch bei Muskelkrämpfen.

Überkreuzbewegung – Integration der beiden Gehirnhälften

Wie bereits im vorigen Kapitel erwähnt, besteht das Gehirn aus zwei Hemisphären, der rechten und der linken, wobei jede die gegenüberliegende Körperseite kontrolliert. Bei den meisten Menschen dominiert eine Hälfte, gewöhnlich die linke, weil die Mehrheit der Bevölkerung rechtshändig ist. Wir leisten allerdings am meisten, wenn *beide* Hemisphären aktiviert sind und als ein integriertes Ganzes zusammenarbeiten.

1960 entwickelten Doman und Delacato als erste die Überkreuz- oder Lateralitätsbahnung, um hirngeschädigten Kindern zu helfen. Seitdem wurde sie weiter verfeinert und in die AK übernommen, um die Koordination bei „normalen" Kindern und Erwachsenen zu verbessern. Als kinesiologische Übung wird die Überkreuzbewegung zum Austesten und zur Steigerung der Integration von rechtem und linkem Gehirn eingesetzt. Sie sieht folgendermaßen aus: Man marschiert auf der Stelle, hebt seine Knie etwa hüfthoch und berührt die Knie abwechselnd mit den Ellbogen der jeweils gegenüberliegenden Seite.

Bei einem Ungleichgewicht wird der Indikatormuskel (IM) am Ende der Übung schwach testen. Die Testperson führt dann zwecks Korrektur dieselbe Übung etwa eine Minute lang noch einmal durch und schaut dabei mit den Augen in die Richtung, die beim IM eine Veränderung von schwach nach stark bewirkt. Rechtshänder blicken in der Regel nach links oben. Dieser Vorgang dient der Integration der Hemisphären. Andere Korrekturen zur Balancierung der Hirnaktivität arbeiten mit Zählen oder Summen während der Übung.

Weitere Informationen finden Sie in Kapitel 6 unter Selbsthilfetechniken und in Kapitel 7 im Abschnitt über Edu-K (abgeleitet vom englischen Begriff *Educational Kinesiology*).

Emotionaler Streßabbau (ESR)

Vollständige Balance und Harmonie – um nochmals auf die Triade der Gesundheit zurückzukommen – erfordern auch emotionale Balance. Emotionaler Streß kann Hauptursache für eine Muskelschwäche sein und die Struktur und die Körperchemie beeinflussen.

Mit emotionalem Streßabbau (= ESR, abgeleitet von dem englischen Begriff *Emotional Stress Release*) steht eine sehr einfache und dennoch wirkungsvolle Technik zur Verfügung, um anderen zu helfen, mit Streß augenblicklich erfolgreich umzugehen.

George Goodheart stieß auf die emotionalen Streßpunkte, indem er beobachtete, daß sich bei Menschen, die unter extremem Streß oder einem Trauma litten, auf der Stirn über den Augenbrauen gerötete Flecken bildeten. Er fand heraus, daß leichtes Halten dieser Punkte, während die betreffenden Personen mental den Streß wiedererlebten, die Wahrnehmung des Stresses veränderte. Sie fühlten sich eher in der Lage, damit umzugehen.

Die Physiologie des Stresses

Bei Streß wird der Peripherie des Schädels das Blut entzogen und zu den großen Muskeln des Körpers geleitet. Dieses Phänomen heißt bei akutem Streß Kampf-oder-Flucht-Mechanismus. In diesem Zustand leistet das Vorderhirn weniger – also der Teil des Gehirns, den wir beim nicht durch Gefühle beeinträchtigten Nachdenken gebrauchen. Zur gleichen Zeit reagiert der eher instinktive, hintere Teil des Gehirns, der durch Erinnerungen und grundlegende, primitive Überlebensmechanismen programmiert ist, sofort auf den Streß, indem er eine Kette von chemischen Botschaften durch den Körper schickt. Die Nebennieren schütten Adrenalin in den Blutstrom aus, was den Blutzuckerspiegel anhebt und die Blutzufuhr zum Herzen, zu den Beinen und den größeren Muskeln steigert, um den Körper darauf vorzubereiten, mit dem Bären am Eingang der Höhle zu kämpfen oder vor ihm zu fliehen. Heutzutage müssen wir äußerst selten um unser Leben kämpfen oder laufen, aber unsere Gehirne und unsere Körperchemie reagieren immer noch in dieser instinktiven Weise auf akuten Streß.

Die Anwendung des emotionalen Streßabbaus

Erfreulicherweise können wir den Streß mit der ESR-Technik schnell und wirksam auflösen: Beim Berühren der ESR-Punkte erlebt der gestreßte Mensch die streßverursachende Situation noch einmal so genau wie möglich. Diese Methode kann auch zur Klärung emotionaler Ungleichgewichte eingesetzt werden, die man mit Hilfe der Fünf Elemente identifiziert hat. Bei den ESR-Punkten handelt es sich gleichzeitig um die neurovaskulären Punkte für den

Magen. Im Magen verdauen wir nicht nur unsere Nahrung, sondern ebenso unsere Emotionen – daher rühren etwa das durch Angst herbeigeführte mulmige Gefühl im Magen sowie die Tatsache, daß Magengeschwüre oft mit Streß zusammenhängen.

Sanftes Halten der ESR-Punkte fördert die Blutzufuhr zum Magen und zu den Vorderlappen des Gehirns. Dieser Teil des Gehirns reagiert nicht auf vergangene Erinnerungen, sondern fungiert in der Gegenwart und ist spontan, kreativ und objektiv.

Während der gestreßte Mensch beginnt, innerlich den Streß noch einmal zu erleben, ist auf diesen Punkten noch kein Puls zu fühlen. Nach einer oder zwei Minuten werden unstete Pulse auf beiden Seiten spürbar, und nach weiteren fünf bis zehn Minuten werden diese gleichmäßig und synchron. Dann werden Sie auch in der Physiologie des Menschen eine enorme Veränderung wahrnehmen. Der gesamte Körper entspannt sich, die Atmung wird ruhiger und tiefer, und die Streßsituation übt keinen Einfluß mehr aus.

Die ursprüngliche Ursache des Stresses hat sich weder gewandelt noch aufgelöst, wohl aber die Wahrnehmung und Einstellung des Betreffenden dem Streß gegenüber. Oft tauchen während des Abbauens des Stresses neue Lösungen aus dem kreativen Teil des Gehirns auf, und die vorher rein emotionale Antwort wird durch eine ausgewogene ersetzt.

Diese sanfte Methode eignet sich hervorragend, um anderen zu helfen. Der Anwender braucht das Problem des Gestreßten gar nicht zu kennen. Diese Technik läßt sich risikolos bei jeder Art von Streß anwenden, von Angst vor dem Fliegen bis hin zu Problemen in der Vergangenheit, Gegenwart oder Zukunft. Sie können damit Freunden helfen, die sich in einer Krise befinden, und sie auch bei sich selbst anwenden (siehe S. 84).

Bachblüten

Bachblüten werden oft zum Balancieren emotionaler Zustände verwendet. Es handelt sich um pflanzliche Essenzen in homöopathischer Form. Insgesamt gibt es 39, von denen sich jede auf einen emotionalen Zustand bezieht. Mit dem Muskeltest kann die wirkungsvollste Bachblüte zur Korrektur eines emotionalen Ungleichgewichts bestimmt werden. Meist genügt die tägliche Einnahme weniger Tropfen (auf der Zunge) über einen bestimmten Zeitraum.

Andere Korrekturen

Neben Eigenentwicklungen für das *Sondieren* von Emotionen haben alle Richtungen der AK ihre eigenen *Korrekturen* und Methoden für das emotionale Ausgleichen entwickelt. Einige davon werden in den Kapiteln 6 und 7 beschrieben.

Ernährungsbalance

Die Ernährung spielt eine sehr wichtige Rolle für unser biochemisches Gleichgewicht (vgl. die Triade der Gesundheit). Eine Störung in der Ernährung kann sich vor allem auf die Struktur, aber auch auf den Geist und die Emotionen auswirken.

Wie bereits im letzten Kapitel ausgeführt, gehört zu jedem in der AK getesteten Muskel ein Ernährungsfaktor, so daß der Muskeltest den Anwender befähigt, in bezug auf die Ernährung Ratschläge zu erteilen zur Steigerung der Funktionsweise des Körpers auf chemischer, struktureller und mentaler Ebene. Kommen wir zurück auf den Latissimus dorsi, der mit der Bauchspeicheldrüse und dem Blutzuckerspiegel in Verbindung steht: Testet er aus Gründen der Ernährung schwach, kann er durch den Verzehr von vitamin-A-reicher Kost (wie etwa grünes Blattgemüse und weniger Zucker) gestärkt werden.

Manche Bereiche der AK (wie zum Beispiel die Klinische Kinesiologie, die Gesundheitskinesiologie und die Biokinesiologie) wenden ihre eigenen Methoden für Ernährungsbalancen und Allergiekorrekturen an.

Auswahl der Balance

Bei dieser Fülle von möglichen Behandlungen stellt sich die Frage, warum, wann und wie sie ausgewählt werden und wo der Praktizierende mit dem Balancierungsverfahren beginnt.

Jeder Muskel ist mit einem bestimmten neurolymphatischen Punkt (oder mit mehreren Punkten) verknüpft, mit neurovaskulären Punkten, einem Meridian und Akupressurpunkten. Die Stimulierung der passenden Punkte stärkt einen wegen Unterenergie schwachen Muskel. Emotionaler Streßabbau, Nährstoffzufuhr sowie zahlreiche andere, hier nicht beschriebene Korrekturen und Methoden können ebenso eine Muskelstärkung bewirken.

Es folgt nun ein Beispiel für Korrekturen eines Muskels und für deren Auswahl. Dasselbe Verfahren läßt sich auf alle Muskeln übertragen.

Beispiel für Muskeltest und -korrektur

Der Pectoralis major clavicularis liegt auf beiden Seiten im oberen Bereich des Brustkorbs. Dieser Muskel beginnt am Schlüsselbein und setzt an einem Knochen auf der Vorderseite der Schultern an. Er steht mit dem Magenmeridian und dem Magen in Verbindung.

Die neurolymphatischen Punkte für diesen Muskel sind auf der Vorderseite des Körpers unmittelbar unter der linken Brust und auf der Hinterseite des Körpers zwischen den Schulterblättern (halbe Länge nach unten) auf jeder Seite der Wirbelsäule.

Die neurovaskulären Punkte sind zwei Punkte auf den Erhöhungen über den Augenbrauen (die ESR-Punkte).

Der Magenmeridian beginnt unter dem Auge und endet auf dem zweiten Zeh (neben dem großen Zeh). Er verläuft auf beiden Seiten des Körpers.

Die Akupressurpunkte liegen auf den Händen und den Füßen.

Die ESR-Punkte werden bei emotionalen Korrekturen benutzt.

In bezug auf Ernährung sind Nahrungsmittel empfehlenswert, die reich an Vitamin-B-Komplex sind (Vollkorn, Hefe etc.). Zu meiden sind Zucker und Süßigkeiten, besonders vor den Mahlzeiten.

Der Praktizierende, der einen schwachen Pectoralis major clavicularis gefunden hat, bittet die zu testende Person, nacheinander alle oben aufgelisteten Punkte zu berühren, um zu ermitteln, welcher Punkt beziehungsweise welche Punkte eine Veränderung von schwach nach stark bewirken. Er testet in der oben angegebenen Reihenfolge.

Der Praktizierende führt dann die angezeigte(n) Korrektur(en) aus. Im Anschluß daran testet er den zuvor schwachen Muskel nach, um sich zu vergewissern, daß die Korrektur wirksam war.

Der Tester überprüft den Punkt eventuell. Auf diese Weise kann er sehen, ob die Balance für diesen Muskel abgeschlossen ist oder ob noch weitere Korrekturen erforderlich sind. –

Es gibt viele Möglichkeiten für eine Balance. Die einfachste besteht darin, die 14 Muskeln oder mehr zu testen und jeden schwachen Muskel entsprechend zu korrigieren. Dieses Verfahren heißt Sofortkorrektur und wird im TFH I-(Grundstufen-)Kurs gelehrt.

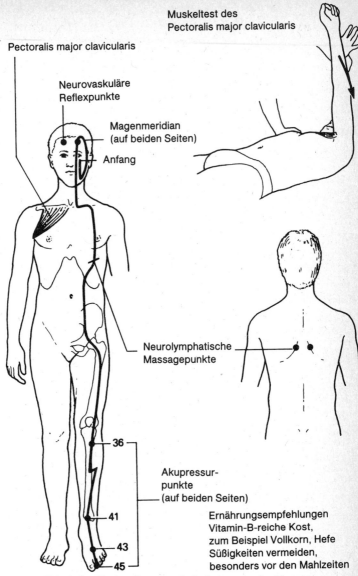

Abb. 4: Der Pectoralis major clavicularis und seine Korrekturen

Bei einer anderen, etwas umfangreicheren Methode ermittelt man die Priorität der Störungen (siehe Beschreibung in Kapitel 4). Vor der ersten Korrektur wird die gesamte Sondierung abgeschlossen. Anwender, die sich dieser Methode bedienen, merken sich die einzelnen Ungleichgewichte und suchen nach einem Muster, das auf einer Theorie des Energieflusses in der Akupunktur basiert. Es gibt mehrere solcher Theorien (ein wichtiges ist das Gesetz der Fünf Elemente), nach denen die Energie in voraussagbaren Mustern fließt. Diese Information hilft dem Anwender, den Anfangspunkt zu finden. (Die Theorie des Energieflusses in der Akupunktur wird im TFH II-Kurs vorgestellt.)

Weiterhin kann der Anwender jede identifizierte Störung auf die Priorität hin überprüfen und sie nur im Falle einer Bejahung korrigieren.

Kapitel 6

Weitere Techniken und Selbsthilfe

Dieses Kapitel wendet sich einigen ergänzenden Techniken zu, die in der *Applied Kinesiology*, in TFH und bestimmten Richtungen der AK benutzt werden. Es wird jeweils eine Beschreibung dessen gegeben, was getestet oder sondiert wird, sowie der Korrekturtechniken für professionelle Arbeit und der Selbstbalancierung. Einzelne Anwender variieren wahrscheinlich die Abläufe ein wenig. Falls Sie die eher technischen Kapitel 4 und 5 überschlagen haben sollten, finden Sie auf den folgenden Seiten in Wiederholung einige Test- und Korrekturverfahren für die Selbsthilfe.

Diese Selbsthilfetechniken können Gesunde jeder Altersstufe durchführen, auch Kinder. Wenn Sie an einer Krankheit leiden, sprechen Sie erst mit einem Anwender, bevor Sie sich selbst zu balancieren beginnen.

Regelmäßige Anwendung kann Ihre Gesundheit, Ihre Leistung und Ihr Wohlbefinden verbessern. Da die Übungen nur wenige Sekunden oder Minuten in Anspruch nehmen, lassen sie sich bequem in Beruf und Alltag einflechten und täglich praktizieren. Wenn Sie mehr darüber erfahren wollen, empfiehlt sich die Teilnahme an einem TFH-Kurs. (Siehe Anhang)

Um Ihnen eine Vorstellung von der breiten Skala der AK zu vermitteln, werden zahlreiche Techniken, die Sie nicht sofort an sich selbst erproben können, zwar aufgelistet, aber nicht genau beschrieben.

Ziele setzen

Wir alle stehen im Leben vor der Entscheidung, ob wir mit dem Strom schwimmen und die Konsequenzen akzeptieren oder ob wir uns fragen: „Was will ich wirklich?" Klares Formulieren unserer Ziele gibt uns das Gefühl, die Leitung zu haben: Eine wichtige Wirkung des Festsetzens eines Zieles ist, daß es sofort viel leichter erreichbar wird. Dies gilt für alle Lebensbereiche: Beziehungen, Gesundheit, Arbeit, Freizeit. Als gutes Beispiel dient die Geschichte von Helen (S. 150), deren Leben sich von dem Augenblick an änderte, als sie eine positive Lösung für sich sah und sich darauf festlegte.

In der AK hilft das Zielesetzen sowohl dem Hilfesuchenden als auch dem Therapeuten, genau zu wissen, auf was sie zusteuern. Im allgemeinen erhält man ja im Leben bessere Resultate, wenn man auf ein Ziel hinarbeitet. Dies gilt auch in der AK, wenn Sondieren, Korrekturen und Behandlung auf ein Ziel gerichtet und nicht zufällig sind.

Die Methoden des Zielesetzens stammen aus dem Neurolinguistischen Programmieren (NLP), einem System, das sich mehr auf die Frage konzentriert, *wie* wir denken, als darauf, *was* wir denken, und *wie* wir Sinneswahrnehmungen verarbeiten. Einige Bereiche der AK, vor allem Biokinesiologie und *THREE IN ONE CONCEPTS*, haben Theorie und Techniken vom NLP übernommen.

NLP gibt bestimmte Richtlinien, um Ziele zu finden und klar zu definieren. So ist es zum Beispiel wichtig, Ziele positiv zu formulieren: „Ich möchte mich an einem freien, beweglichen Rücken erfreuen" statt „Ich möchte keine Rückenschmerzen mehr haben." Sobald Sie an den von Ihnen erwünschten Zustand denken, entwickeln Sie bereits die ersten Sinneswahrnehmungen: Sie fühlen sich in das positive Endergebnis hinein und sehen sich selbst nicht mehr nur in Schmerzen.

Erfolgversprechende Ziele müssen realistisch und erreichbar sein. Muskeltesten kann helfen, das für Sie beste Ziel und die damit verbundenen Emotionen zu finden. Die einzelnen Richtungen der AK benutzen verschiedene Methoden, um Ziele auszutesten und festzusetzen.

Selbsthilfe: Ziele setzen

Gewöhnen Sie sich an, sich selbst Ziele zu setzen. Beginnen Sie mit kleinen Zielen, die Sie sicher erreichen können, und gehen Sie mit der Zeit zu größeren über. Formulieren Sie zum Beispiel jeden Morgen ein Ziel für den Tag. Denken Sie an Ihr Ziel und achten Sie auf alles, was dem Ziel im Wege stehen könnte. Diese Faktoren werden im nächsten Abschnitt besprochen.

Ziele balancieren

Oft verstecken sich hinter einem bewußten Wunsch nach Veränderung Faktoren, die das Erreichen des Ziels behindern. Jemand mit einem Rückenproblem zum Beispiel profitiert vielleicht unbewußt, weil er mehr Liebe und Aufmerksamkeit erhält, oder eine Frau mit Gewichtsproblemen schützt sich möglicherweise vor Annäherungsversuchen der Männer. Das Erreichen der Ziele bringt also häufig Veränderungen mit sich, die uns mit unbekannten und eventuell bedrohenden Herausforderungen konfrontieren.

Ziele setzen in Zusammenarbeit mit einem kinesiologisch geschulten Menschen eröffnet viele Wege, um diese Faktoren zu beseitigen. Ist das Ziel einmal gesetzt und sind die damit verbundenen Emotionen identifiziert, kann er alle weiteren Untersuchungen und Korrekturen auf das Ziel ausrichten und das Körper-Geist-System in bezug auf das Ziel balancieren.

Eine andere Methode ist, mit Muskeltesten versteckte Widerstände aufzudecken. Wie bereits ausgeführt, kontrolliert die linke Hemisphäre des Gehirns (bei den meisten Menschen die logische Hälfte) die rechte Seite des Körpers und die rechte Hemisphäre (bei den meisten Menschen die kreative, intuitive Seite des Gehirns) die linke Seite des Körpers. Ein Indikatormuskel auf der rechten Körperseite gibt eine Antwort für die logische Hemisphäre und einer auf der linken Körperseite für die kreative, intuitive Hemisphäre. Soll eine Zielsetzung aussichtsreich sein, müssen beide Hälften des Gehirns positiv reagieren. Bei einem versteckten Konflikt zeigt sich die eine Hemisphäre, oft die linke, positiv (starker IM) in bezug auf das Ziel, während die andere Hemisphäre negativ reagiert (schwacher IM). Es können auch beide Indikatormuskeln schwach testen.

Selbsthilfe: Das Gehirn integrieren

Einen versteckten Konflikt korrigiert man zum Beispiel durch die „Gehirnintegration", die mit einer physischen Metapher die beiden Hemisphären folgendermaßen zusammenbringt:

- Breiten Sie Ihre Arme mit den Handflächen nach vorne horizontal zu beiden Seiten aus.
- Stellen Sie sich Ihr linkes Hirn in der linken Hand und Ihr rechtes in der rechten Hand vor. (Vielleicht fällt Ihnen diese Übung leichter, wenn Sie Ihre Augen schließen.)
- Während Sie nun an Ihr Ziel denken, bringen Sie ganz langsam Ihre Handflächen, von denen jede eine Hemisphäre hält, zusammen, so daß sie sich in der Mitte treffen.
- Falten Sie nun Ihre Hände und lassen Sie die Integration einen Augenblick auf sich einwirken.

Wenn Sie glauben, die vollständige Integration beim ersten Mal nicht erreicht zu haben, können Sie diesen Vorgang mehrmals wiederholen. Vgl. Literaturverzeichnis: Wayne Topping, *Stress Release*; hier: S. 66 f.)

Selbsthilfe: Streß abbauen

Wenn die Indikatormuskeln auf beiden Seiten schwach testen, während Sie Ihr Ziel in einer kinesiologischen Sitzung formulieren, oder wenn Sie ohne Testen ahnen, daß Ihnen allein das Denken an Ihr Ziel schon Streß bereitet, können Sie die Grundstufentechnik des Abbauens emotionalen Stresses anwenden (S. 86).

Psychologische Umkehrung

Auch dieses Verfahren bietet sich zur Arbeit an versteckten Konflikten an, die die Menschen von der Realisierung ihrer Ziele abhalten.

Bei wiederholtem Scheitern in bezug auf ein zu erreichendes Ziel handelt es sich manchmal um ein Phänomen, das die AK mit „Psychologischer Umkehrung" bezeichnet. Sie erkennen es folgendermaßen: Ein starker IM wird schwach, wenn die Testperson ihr positives Ziel formuliert, und bleibt stark, wenn sie sich vorstellt, *nicht* an ihr Ziel zu gelangen.

Wenn auch weiteres kinesiologisches Sondieren empfehlenswert wäre, um die Ursache zu finden, gibt es hierfür eine sehr schnelle und einfache Korrektur. Sie klopfen auf einen Akupunkturpunkt (genannt Dü-3), der an der Außenseite der Hand liegt, nahe der Falte, die sich beim Formen einer Faust bildet (vgl. Abb. 5 a, S. 87).

Der Anwender klopft auf diesen Punkt an beiden Händen ziemlich rasch, dreimal pro Sekunde, etwa 20 Sekunden lang, während die betreffende Person wiederholt: „Ich vertraue mir voll und ganz und akzeptiere mich so, wie ich bin." Auf diese Weise wird das Energiemuster im Meridian durch Loslassen negativer Energie geändert. Erneutes Testen zeigt einen positiven oder starken IM bei dem positiven Ziel.

Selbsthilfe: Psychologische Umkehrung

- Denken Sie an ein Ziel, das Sie bisher nicht erreichen konnten. Achten Sie auf Ihre Gefühle.
- Klopfen Sie auf die Punkte, wie zuvor beschrieben, oder bitten Sie einen Freund zu klopfen, während Sie folgende Aussage mehrmals wiederholen: „Ich vertraue mir voll und ganz und akzeptiere mich so, wie ich bin."
- Denken Sie erneut an Ihr Ziel und achten Sie nun auf Ihre Gefühle.

Schläfenklopfen

Diese kinesiologische Technik verankert positive Affirmationen oder Ziele und festigt eine positive Veränderung in der Gegenwart. Sie unterstützt Wandlungen jeder Art. Bei ihrer Anwendung klopft man mit den Fingern an den Schädel, und zwar entlang der temporosphenoidalen Linie (TS-Linie), die wie ein Fächer um jedes Ohr herum verläuft (vgl. Abb. 5 b, S. 87). Hier filtert das Körper-Geist-System hereinkommende Sinneswahrnehmungen, so daß wir nicht durch zu viele Informationen auf einmal erdrückt werden.

1975 entdeckte George Goodheart, daß das Klopfen auf der TS-Linie das Filtersystem vorübergehend ausschalten kann und daß es sich therapeutisch einsetzen läßt, um positive Botschaften ohne Filter einzuflößen. Es verstärkt jede Affirmation, jedes Ziel und unterstützt die Veränderung von Gewohnheiten wie zum Beispiel das Aufgeben des Rauchens.

Selbsthilfe: Schläfenklopfen

- Berühren Sie an beiden Händen jeweils mit der Fingerkuppe des Daumens die des Ringfingers (– der emotionale Fingermode).
- Behalten Sie diese Position bei und klopfen Sie mit Ihren Zeige- und Mittelfingern um jedes Ohr, während Sie Ihre Affirmation beziehungsweise Ihr Ziel zehnmal wiederholen.

Emotionalen Streß abbauen

Es ist wichtig zu erkennen, daß Streß nicht durch ein Ereignis selbst verursacht wird, sondern durch unsere Reaktion darauf. Emotionaler Streßabbau (*Emotional Stress Release* = ESR) befähigt Sie, bisherige streßproduzierende Situationen entspannt und objektiv zu betrachten (vgl. Kapitel 5, S. 74). ESR ist eine sehr einfache und wirkungsvolle Technik, die auf vielerlei Art abgewandelt werden kann.

Obwohl Streß *viele* Meridiane beeinflußt, wird er durch Testen *eines* Muskels sondiert, der mit einem entweder dem Magen oder dem Gehirn zugeordneten Meridian verbunden ist. Wechselt der Muskel von stark nach schwach, wenn die Testperson an eine streßreiche Situation denkt, bietet sich emotionaler Streßabbau an.

Wie andere kinesiologische Techniken kann ESR in allen Streßsituationen des täglichen Lebens helfen. Auf diese Weise angewendet, wirkt ESR sicher, balanciert und bringt Harmonie. Manchmal kommen versteckte Emotionen zum Vorschein. Ihre Ablösung kann zu Tränen der Erleichterung führen, die wiederum von festgehaltenem Streß befreien. Jeder Kranke allerdings, auch der Depressive, sollte professionelle Hilfe suchen.

Wenn jemand Ihre ESR-Punkte hält, erleichtert das natürlich die Arbeit. Sie können die Technik aber auch bei sich selbst mit dem gleichen Nutzen anwenden oder sie einem Freund anbieten.

Selbsthilfe: Emotionalen Streß abbauen

Bei den ESR-Punkten handelt es sich um zwei Reflexpunkte, die auf den sogenannten Stirnbeinhöckern liegen, den kleinen Erhöhungen auf halber Strecke zwischen Ihrem Haaransatz und den Augenbrauen (vgl. Abb. 5 c).

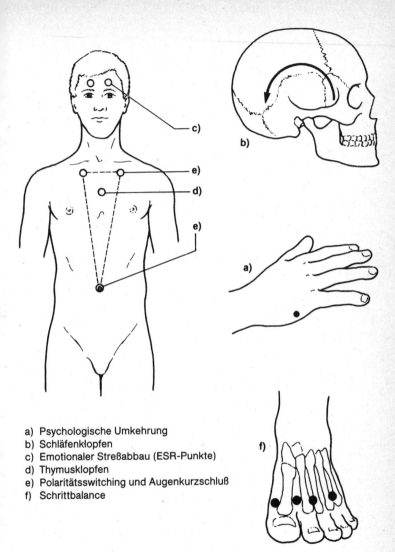

a) Psychologische Umkehrung
b) Schläfenklopfen
c) Emotionaler Streßabbau (ESR-Punkte)
d) Thymusklopfen
e) Polaritätsswitching und Augenkurzschluß
f) Schrittbalance

Abb. 5: Reflexpunkte für Selbsthilfe

- Schließen Sie Ihre Augen und legen Sie Ihre Fingerspitzen leicht auf diese Punkte.
- Nun denken Sie an die Situation oder das Thema, das Ihnen Probleme bereitet. Erleben Sie sie so intensiv wie möglich, indem Sie bewußt wahrnehmen, was oder wen Sie sehen, hören oder fühlen, ja sogar schmecken oder riechen.
- Lassen Sie die Szene in Ihrer Vorstellung noch einmal ablaufen. Nach einer Weile wird es Ihnen schwerfallen, sich weiter darauf zu konzentrieren.
- Öffnen Sie dann Ihre Augen, denken Sie erneut an die Situation und achten Sie darauf, wie Sie nun dazu stehen.

Dieser Prozeß kann eine, aber auch zehn Minuten dauern. Beim Halten dieser Punkte spüren Sie vielleicht zuerst unregelmäßiges Pulsieren. Sobald die beiden Pulse übereinstimmen, ist Ihr Streß abgelöst. (Grundlegende Technik, auch ESR I genannt)

Streß abbauen bei einem Freund

Wenn Sie einem Freund, der von Ärger, Kummer oder Sorgen geplagt ist, helfen wollen, halten Sie seine Stirnbeinhöcker, während er seinen Streß verarbeitet. Es besteht keine Notwendigkeit für ihn, den Inhalt seines streßbeladenen Erlebnisses mitzuteilen. Hier handelt es sich um eine respektvolle und fürsorgliche Methode, um einen emotional aufgewühlten Menschen zu entlasten.

Streßabbauen für Fortgeschrittene

Streßabbauen auf höherer Stufe (ESR II) beinhaltet den emotionalen Fingermode und die Augenbewegungen, die Wayne Topping vom NLP übernommen und in die Biokinesiologie eingeführt hat (vgl. S. 112). Das Halten des emotionalen Fingermodes aktiviert die emotionalen Zentren im Gehirn. Wenn wir mit unseren Augen nacheinander in verschiedene Richtungen schauen, holen wir uns Informationen aus den einzelnen Teilen des Gehirns wie etwa Bilder und Erinnerungen. Sehen wir zum Beispiel nach oben, zapfen wir den Teil des Gehirns an, der visualisiert oder Bilder sieht. Jeder Streß, der auf diese Weise durch die Augenrotation ausgelöst wird, kann mit der ESR-Technik abgelöst werden. ESR II läßt sich mit ESR I austauschen und zu jeder Zeit anwenden.

Selbsthilfe: Streßabbauen für Fortgeschrittene

- Bringen Sie jeweils die Fingerkuppe des Daumens mit der des Ringfingers an beiden Händen zusammen.
- Legen Sie die Zeige- und Mittelfinger beider Hände auf die Stirnbeinhöcker.
- Denken Sie an eine streßbesetzte Situation oder an ein entsprechendes Thema. Bewegen Sie gleichzeitig sehr langsam Ihre Augen, zuerst in die eine Richtung, dann in die andere, mit geschlossenen Augen und mit geöffneten Augen. Sie können, wenn Sie wollen, diese Übung wiederholen.
- Denken Sie noch einmal an die Streßsituation. Beobachten Sie, wie sie sich verändert zu haben scheint.

Streß abbauen in Vergangenheit, Gegenwart und Zukunft

Sie kennen nun die ESR-Grundtechnik. Diese kann auf Streß aus der Vergangenheit, der Gegenwart und der Zukunft angewandt werden.

Selbsthilfe

Eine Möglichkeit, Ihre Reaktion auf unglückliche Erinnerungen zu verändern, besteht darin, Ihre ESR-Punkte zu halten, während Sie sich das Ereignis so genau wie möglich ins Gedächtnis zurückrufen. Danach stellen Sie sich vor, wie es hätte anders und positiver sein können. Woran mangelte es Ihnen zu jenem Zeitpunkt? Welche Kenntnis fehlte Ihnen, über die Sie jetzt verfügen? Wer hätte Ihnen helfen können (Gott möglicherweise inbegriffen)? Was hätten Sie gerne getan oder unterlassen? Gestalten Sie den Vorfall neu, indem Sie alle Ressourcen mit einbeziehen, die Ihnen einfallen oder die zu einem besseren Ausgang beigetragen hätten. (Ressourcen = „Produktionsmittel", Hilfsmittel, eigene Fähigkeiten, äußere Hilfsquellen) Sie schaffen sich auf diese Weise eine andere Art der Wahrnehmung der streßbesetzten Situation, und sie schaffen sich hilfreiche innere Ressourcen für sich selbst.

Sie können sich nun fragen, ob diese Ressourcen Ihnen beim Umgang mit Situationen der Gegenwart nützen würden beziehungsweise bei einem ähnlichen zukünftigen Problem. Überlegen

Sie sich solch eine Situation, die noch bevorsteht und Ihnen unter Umständen Streß bereiten könnte. Konstruieren Sie sie in Ihrer Vorstellung und bringen Sie alle Ressourcen ein, die Ihnen nun zur Verfügung stehen. Testen Sie sie aus und nehmen Sie dabei alle möglichen Veränderungen am „Drehbuch" vor, die Ihr Verhalten verbessern könnten. Wiederholen Sie diesen Vorgang mehrere Male. Sie sind nun dazu gerüstet, dieses zukünftige Ereignis viel erfolgreicher zu meistern, als dies vorher möglich gewesen wäre.

Dehydration und Wasser

Der menschliche Körper besteht zu 70 Prozent aus Wasser. Die Nieren, das Filtersystem des Blutes, können durch eine unangemessene Wasserzufuhr beeinflußt werden und so das allgemeine Wohlbefinden mindern. Der Psoas zum Beispiel, ein wichtiger, mit den Nieren verbundener Muskel, kann, wenn er schwach ist, Rückenschmerzen verursachen. Er testet schwach bei Wassermangel und kann durch die Einnahme von Wasser sofort gestärkt werden.

Die meisten von uns trinken zu wenig Wasser. Wußten Sie, daß wir in einem Zeitraum von 24 Stunden die Menge von zehn Glas Wasser verlieren können, allein durch Atmen, Schwitzen und die Ausscheidung durch Nieren und Darm? Dehydration zeigt sich zuerst am Gewebe der Haut. Um Dehydration kinesiologisch zu prüfen, ziehen Sie sanft an den Haaren und damit an der Kopfhaut, während Sie einen Indikatormuskel testen. Wird der IM schwach, deutet das auf Wassermangel hin.

Selbsthilfe: Wasser trinken

Sie brauchen nicht auf Dehydration getestet zu werden, um sich zu vergewissern, ob Sie genug trinken: sechs bis acht Gläser pro Tag. Reines Quell- oder gefiltertes Wasser empfiehlt sich eher als Leitungswasser, das Unreinheiten und Chlor enthält.

Wie alle Anwender der Kinesiologie betont der Osteopath Ashley Robinson die Bedeutung des Wassers. Einer seiner Patienten litt regelmäßig zwei- oder dreimal im Jahr an akuten Rückenproblemen. Obwohl er sich nach einer Anwendung immer recht bald erholte, ging es ihm letztlich darum, ganz darauf verzichten zu können. Eines Tages suchte er Ashley auf, als sein Problem gerade wieder auftrat (normalerweise mußte er einige Tage auf einen Termin warten). Sein Psoastest fiel schwach aus, ebenso der Haarzugtest, beides Anzeichen für Dehydration. In der Folgezeit trank er mehr Wasser und weniger Tee. Sein Rückenproblem trat nicht mehr auf.

Das Immunsystem stimulieren

Die Thymusdrüse

Die Thymusdrüse spielt eine entscheidende Rolle im Immunsystem, dem Verteidigungssystem unseres Körpers, und somit auch für unsere Fähigkeit, Infektionen abzuwehren. Ihr gesundes Funktionieren ist für unseren Allgemeinzustand lebenswichtig. Streß wirkt sich, ebenso wie Infektionen, auf die Thymusdrüse aus. In Extremfällen kann sie innerhalb von 24 Stunden auf die Hälfte ihrer Normalgröße und ihres ursprünglichen Gewichts schrumpfen. Diese Tatsache veranschaulicht, warum wir am ehesten in äußersten Streßsituationen krank werden.

Die Thymusdrüse liegt in der Mitte des oberen Brustkorbs und ist die Drüse, die in Beziehung zum Herzen steht (Abb. 5 d, S. 87). Sie scheint durch die Intensität der Liebe, die eine Person gibt und empfängt, beeinflußt zu werden. Dies mag erklären, warum sich ältere, alleinstehende Menschen mit Herzbeschwerden oft wesentlich besser fühlen, wenn man ihnen ein Haustier schenkt, das sie umhegen und lieben können.

Anwender der Kinesiologie testen die Thymusdrüse durch Therapielokalisierung (TL): Der Getestete berührt mit der Hand die Mitte des oberen Brustkorbs, während der Anwender einen IM testet. Wird dieser schwach, kann das auf eine mangelnde Aktivität der Drüse hinweisen.

Selbsthilfe: Die Thymusdrüse aktivieren

Sie können das gesunde Funktionieren des Thymus anregen, wenn Sie etwa 20 Sekunden lang im Rhythmus des Herzschlages mit allen vier Fingern und dem Daumen einer Hand auf diesen Bereich der Brust klopfen. Tägliche Anwendung dieser Übung trägt zur Gesunderhaltung des Körpers bei.

Seh-, Hör- und Koordinationsvermögen verbessern

Augenkurzschluß

Manchmal verursachen der Blick in eine bestimmte Richtung oder das Hin- und Herbewegen der Augen beim Lesen Streß im Körper. In der AK nennt man dieses Phänomen Augenkurzschluß (visuelle Behinderung). Es können viele Probleme damit zusammenhängen, auch Streß und Lese-Rechtschreib-Schwäche. Gleichgewichtsstörungen beim Hinuntergehen einer Treppe oder Müdigkeit beim Lesen deuten als Symptome auf diesen Augenkurzschluß hin.

Kinesiologieanwender erkunden dieses Problem, indem sie einen IM testen, während der Getestete mit gerade gehaltenem Kopf nach oben sieht, dann nach unten und schließlich nach beiden Seiten. Wird der IM in einer dieser Augenpositionen schwach, weiß der Anwender, welche Augenstellung Streß erzeugt.

Für die Korrektur sieht der Betroffene in die Richtung, die den IM schwächte, und massiert gleichzeitig einige Akupunkturpunkte. (Diese Technik half unter anderem, Jimmys Sehvermögen zu verbessern; siehe Fallbeispiel in Kapitel 2.) Edu-K® setzt noch viele weitere Tests für das Sehvermögen ein.

Selbsthilfe: Die Augen streßfrei halten

Mit den folgenden Techniken können Sie Ihre Augen streßfrei halten:

- Legen Sie eine Hand auf Ihren Bauchnabel. Massieren Sie mit dem Daumen und den Fingern der anderen Hand zwei Punkte unmittelbar unter dem Schlüsselbein, etwa 10 Zentimeter auseinander (vgl. Abb. 5 e, S. 87).

- Lassen Sie gleichzeitig mit gerade gehaltenem Kopf Ihre Augen zuerst in die eine, dann in die andere Richtung kreisen.

- Diese Übung dauert ungefähr 30 Sekunden, kann jederzeit durchgeführt und mehrmals täglich ganz nach Belieben wiederholt werden. Achten Sie auf Ihre Erfolge.

- Sie können ebenso eine Übung machen, die „liegende Acht" genannt wird. Stellen Sie sich eine große, auf der Seite liegende

Acht vor (oder malen Sie sie im Geiste). Folgen Sie mit Ihren Augen, während Sie den Kopf ruhig halten, dem Verlauf dieser Acht. Beginnen Sie in der Richtung nach links oben, und fahren Sie mehrmals mit den Augen die Acht ab.

Hören und Balance

Unsere Ohren spielen nicht nur beim Hören, sondern auch noch bei anderen Funktionen eine wichtige Rolle: Das Innenohr beeinflußt das Gleichgewicht, das Außenohr bildet den gesamten Körper verkleinert ab. (Ein Zweig der Akupunktur, die Ohrakupunktur, behandelt alle Teile des Körpers anhand bestimmter Punkte an den Ohren.)

Unsere Ohren senden Energie aus und ziehen Energie in den Körper. Vielleicht können Sie diesen Strom an sich selbst erfahren, wenn Sie jede Hand etwa fünf Zentimeter von einem Ohr entfernt plazieren und langsam nach oben und unten bewegen. Diese Energie kann kinesiologisch mit einem IM getestet werden, während die getestete Person ihren Kopf soweit wie möglich zu der einen, dann zu der anderen Seite dreht. Diese Streckung aktiviert die Nackenmuskeln, die wiederum auf die Ohren einwirken. Wird der IM bei beiden Kopfdrehungen schwach, deutet das auf ein Ungleichgewicht in der Ohrenergie hin.

Die getestete Person wendet nun zur Korrektur den Kopf in die den IM schwächende Richtung. Der Anwender massiert die gesamte Ohrmuschel leicht ziehend von der Mitte nach außen, so als ob er sie entfalten wollte. Diese Methode half einem älteren Mann, dessen Gehör im Zweiten Weltkrieg geschädigt wurde, so enorm, daß er nachher wesentlich besser hören konnte.

Selbsthilfe: Die Ohren entfalten

Wenn Sie Ihre Ohren (und damit Ihren ganzen Körper) mit Energie aufladen wollen, dann entfalten Sie wie oben beschrieben Ihre Ohren für etwa 15 Sekunden. Auf diese Weise können Sie auch Ihr Gleichgewicht verbessern; in einigen Fällen half dies gegen Reisekrankheit.

Überkreuzbewegung

Die Überkreuzbewegung wurde bereits in Kapitel 4 vorgestellt. Bei dieser Übung gehen Sie auf der Stelle, schwingen Ihre Arme, heben Ihre Knie und berühren dabei mit Ihren Ellbogen abwechselnd jeweils das Knie der gegenüberliegenden Seite.

Die Überkreuzbewegung dient zum Austesten und zum Verbessern der Integration beider Hirnhälften. Wird nach einigen Überkreuzbewegungen (etwa 10) ein starker IM geschwächt, liegt noch Streß vor, der sich durch Fortsetzung der Übung auflöst. Edu-K® hat sich auf diese Art von Ungleichgewicht spezialisiert und eine Reihe von Tests entwickelt, um die besten Korrekturen für jeden einzelnen zu finden.

Die Überkreuzbewegung hilft, die logische, analytische Hemisphäre mit der kreativen, intuitiven Hemisphäre so zu verbinden, daß sie gut zusammenarbeiten. Da jede Hirnhälfte die gegenüberliegende Körperseite kontrolliert, bedeutet eine einwandfreie Integration zwischen den beiden auch eine einwandfreie Koordination auf körperlicher Ebene. Diese Übung eignet sich besonders für Menschen mit Lese-Rechtschreib-Schwäche und einer schlechten Koordination, wie das kleine unbeholfene und vergeßliche Mädchen (siehe Fallbeispiel in Kapitel 7, S. 107).

Die nachstehend beschriebene Selbsthilfekorrektur ist eine allgemeine Korrektur, die schon vielen Menschen gut getan hat. Wenn Sie sich dabei allerdings unwohl fühlen, brechen Sie sie ab und konsultieren Sie einen professionellen Kinesiologieanwender.

Selbsthilfe: Überkreuzbewegung

Zur Steigerung Ihrer Hemisphärenbalance und Ihrer allgemeinen Koordination verfahren Sie wie folgt:

- Marschieren Sie auf der Stelle, wie oben beschrieben, für etwa 20 Sekunden.
- Wenn Sie darin geübt sind, wiederholen Sie diese Übung und lassen dabei gleichzeitig Ihre Augen ganz langsam zuerst in die eine, dann in die andere Richtung kreisen.

Polaritätsswitching

Wie Batterien enthalten auch unsere Körper positive „Südpol-" und negative „Nordpol-"Polaritäten, die unsere elektrischen Kreisläufe beeinflussen. Streß in jeder Form – mental, physisch und chemisch – kann unsere Polaritäten durcheinanderbringen (Polaritätsswitching), die dann falsche Signale in unsere elektrischen Stromkreise geben, welche wiederum Verwirrung in unserem Körper und Geist stiften. (*switch* = umschalten, verwechseln, vertauschen)

Jede Hand weist eine andere dominante Polarität auf. Die linke Hand (= Nordpol) ist negativ, die rechte (= Südpol) ist positiv. Polaritätsswitching wird kinesiologisch folgendermaßen getestet:

Der Tester testet einen IM auf beiden Körperseiten. Dann testet er jeden IM einzeln, zuerst mit der einen Hand, dann mit der anderen und schließlich wieder mit der ersten Hand, alles in schneller Folge.

Bei wohlausbalancierten Polaritäten wird keiner der beiden IM geschwächt, wenn sie diesem raschen, mehrmaligen Wechsel der Polaritäten durch die Hand des Testers ausgesetzt sind. Gibt ein IM allerdings nach, deutet das auf eine Polaritätsstörung des Betreffenden hin.

Diese wird entweder vom Anwender oder von dem Betreffenden selbst korrigiert, indem drei Akupunkturpunktpaare etwa 10 Minuten lang wie folgt aktiviert werden:

Selbsthilfe: Polaritätsswitching korrigieren

- Legen Sie eine Hand auf den Bauchnabel. Massieren Sie gleichzeitig die Punkte unmittelbar unter dem Schlüsselbein, die etwa 10 Zentimeter voneinander entfernt sind (dieselben Punkte wie beim Augenkurzschluß, vgl. Abb. 5 e, S. 87).
- Behalten Sie die eine Hand auf dem Nabel. Die andere aktiviert die Punkte auf der Unter- und Oberlippe durch Reiben.
- Aktivieren Sie den Punkt auf Ihrem Steißbein, am unteren Ende der Wirbelsäule, und behalten Sie dabei die andere Hand auf dem Bauchnabel.

Wenn Sie Ihre Polaritäten immer gut ausbalanciert halten und wenn Sie noch klarer denken wollen, als Sie es schon tun, können Sie diese Methode bei sich selbst anwenden und mehrmals am Tag wiederholen.

Gang- oder Schritt-Koordination

Manchmal ruft eine schlechte Koordination der beim Gehen beteiligten Arm- und Beinmuskeln Müdigkeit hervor. Diese Muskeln werden beim kinesiologischen Test zuerst einzeln auf ihre Stärke hin überprüft, dann jeweils zwei in Kombination: zum Beispiel der linke Arm und gleichzeitig das rechte Bein, angehoben wie beim Gehen.

Wenn einer von diesen Muskeln allein zwar stark, zusammen mit einem anderen Muskel aber schwach testet, deutet dieses Ergebnis auf eine Störung in dem entsprechenden Funktionskreis hin. Jede Muskelkombination wird mit den entsprechenden Korrekturpunkten behandelt, die alle auf den Füßen liegen.

Selbsthilfe

Wenn Sie dafür sorgen möchten, daß diese Muskeln immer gut koordiniert funktionieren, dann massieren Sie die Punkte auf Ihrem Fußrücken, nahe den Zehen, zwischen den Knochen und an der Seite des Großzehengelenks. Etwa 30 Sekunden für jeden Fuß! (Vgl. Abb. 5f, S. 87)

Zusätzliche Techniken (nicht zur Selbsthilfe)

Nicht alle kinesiologischen Korrekturen eignen sich zur Selbsthilfe oder Selbstbalance. Es gibt auch Selbsthilfetechniken, die viel detailliertere Anweisungen erfordern und auf die deshalb hier verzichtet werden muß. Es gibt ja so viele Faktoren, die in der AK sondiert und korrigiert werden können, daß die Berücksichtigung aller den Rahmen dieses Buches sprengen würde.

Um Ihnen einen Eindruck von dem immensen Spektrum der AK zu vermitteln, folgt nun eine kleine Auswahl noch nicht beschriebener Sondierungs- und Korrekturfaktoren:

- Schmerz und Schmerzkontrolle: Schmerz kann sofort über das Akupunktursystem erleichtert werden.
- Altes Narbengewebe: Eine Narbe kann den Energiefluß unterbrechen und den durch sie verlaufenden Meridian schwächen. Massage und andere Behandlungen können dies korrigieren.

- Chakrastörungen: Die Chakren sind Energiezentren im Energiefeld und im Körper. Dysbalancen in diesen Chakren können kinesiologisch ausgetestet und mit einer ganzen Reihe von Möglichkeiten balanciert werden.

- Blutdruck: Ein einfacher Test ohne Geräte ermöglicht festzustellen, ob Ihr Blutdruck ausgewogen ist. Falls nicht, kann eine spezielle Polaritätsbalance dabei helfen, diesen zu korrigieren. Dennoch sollten die Ergebnisse mit einem Blutdruckmeßgerät überprüft werden.

- Atmung: Falsches Atmen beeinträchtigt die Gesundheit. AK kann das Arbeiten der bei der Atmung beteiligten Muskeln verbessern.

- Phobienheilung: Diese Technik ist aus Roger Callahans *Five Minute Phobia Cure* (*Leben ohne Phobie*, vgl. Literaturverzeichnis) übernommen. Gemäß seinen Ausführungen erzeugt übermäßiger emotionaler Streß als Folge einer phobischen Reaktion eine vorübergehende Überenergie in einem der Meridiane, gewöhnlich im Magenmeridian. Das Klopfen auf die Anfangs- oder Endpunkte des betreffenden Meridians, während die betroffene Person den phobischen Zustand noch einmal erlebt, balanciert den Meridian wieder und bringt die phobische Reaktion zum Verschwinden.

- Unfalltrauma: Unsere Körperzellen und -gewebe speichern Erinnerungen ebenso wie unser Gehirn. Wenn jemandem ein physisches Trauma in Form eines Unfalls oder eines Sturzes widerfährt, versucht der Körper, sich selbst zu schützen, indem er einzelne Muskeln abschaltet. Selbst wenn der Betreffende sich nicht mehr bewußt an das Ereignis erinnern kann, bewahrt der Körper die Erinnerung an den Schock, den er in dieser bestimmten Körperhaltung erlebte, und wird jedes Mal schwach, wenn er wieder jene Haltung einnimmt.

  In der kinesiologischen Sitzung wird der Körper des Betreffenden zur Korrektur in die Position gebracht, in der er zum damaligen Zeitpunkt traumatisiert wurde, und gleichzeitig werden die ESR-Punkte gehalten. Manchmal wird auch der ganze Ablauf nochmals im Geiste durcherlebt oder als Rollenspiel nachvollzogen.

- Die Energie der Tibetanischen Achten: Eines der Energiemuster, die überall an unserem Körper zu finden sind, hat die Form der

Acht. Dieses Muster wiederholt sich auf verschiedenen Ebenen: im Energiefeld des gesamten Körpers, in den Energiefeldern des Rumpfes, des Kopfes, in den Energiefeldern einzelner Körperteile und Organe bis hinunter zur einzelnen Zelle. Mit kinesiologischen Tests können Störungen in diesem Achtermuster festgestellt und korrigiert werden, indem die Energie im jeweiligen Energiefeld mit der Hand in die erwünschte Richtung bewegt wird.

Kapitel 7

Richtungen der Angewandten Kinesiologie

Seit der Entstehung der *Applied Kinesiology* im Jahre 1964 und der nachfolgenden Entwicklung von TFH in den frühen siebziger Jahren hat sich eine Vielzahl von Richtungen der AK herausgebildet. Es entstehen laufend neue, aber die in diesem Kapitel beschriebenen werden weltweit gelehrt, mit Ausnahme der Systematischen Kinesiologie, die nur in Großbritannien unterrichtet und praktiziert wird.

Vor der Darstellung der wichtigsten Richtungen ist es notwendig, zwischen „Systemen" und „Richtungen" zu unterscheiden. Wir haben die *Applied Kinesiology* und TFH als „Systeme" definiert, weil es sich bei ihnen um die ursprünglichen Systeme oder Modelle handelt, aus denen alle Richtungen hervorgegangen sind. *Applied Kinesiology* und TFH wurden bereits in Kapitel 1 vorgestellt.

Die *Applied Kinesiology* (und auch die Klinische Kinesiologie, siehe S. 119) bietet Seminare nur für (fortgeschrittene) professionelle Therapeuten an, während TFH mit seinen einführenden Kinesiologiekursen jedermann zur Verfügung steht. Eine Ausbildung in TFH wird bei manchen, aber nicht bei allen Richtungen vorausgesetzt. Alle hier aufgeführten Richtungen wurden von Menschen entwickelt, die nach einer Schulung in TFH und/oder *Applied Kinesiology* daran weiterarbeiteten, Aspekte dieser Systeme mit eigenen Spezialkenntnissen und Fertigkeiten zu kombinieren. Die Mehrheit der Anwender dieser Bereiche hat auch eine abgeschlossene TFH-Ausbildung.

In Großbritannien steht die Ausbildung in allen Bereichen außer der *Applied Kinesiology* und der Klinischen Kinesiologie sowohl dem professionellen Anwender als auch dem interessierten Laien offen. Die kürzlich gegründete *Kinesiology Federation* bildet die Dachorganisation für alle Richtungen. In Deutschland entspricht dem die *Deutsche Gesellschaft für Angewandte Kinesiologie.* (Vgl. Anhang)

Alle Richtungen teilen die Philosophie von der Steigerung der Gesundheit und setzen den Muskeltest ein sowie einige der Sondierungs- und Korrekturverfahren von TFH und *Applied Kinesiology.* Sie verfolgen gemeinsam als höchstes Ziel das Konzept der Gesundheitstriade, die Balance von strukturellen, biochemischen und mentalen/emotionalen Aspekten des Menschen. Worin unterscheiden sie sich also?

Trotz vieler Überlappungen weichen sie voneinander ab in bezug auf den Anfangspunkt und die Route, die sie jeweils einschlagen, um das Ziel – Balance und Harmonie – zu erreichen. TFH konzentriert sich bei der Sondierung zuerst vor allem auf die Muskel-Meridian-Organ-Energie und korrigiert mit Energiebalance. Im Gegensatz dazu legt Edu-K® zum Beispiel das Schwergewicht beim Sondieren auf die „elektrischen" (nervlichen) Funktionskreise des Körper-Geist-Systems, und die Korrekturtechniken unterscheiden sich in mancher Hinsicht von denen des TFH; auch kommen noch zusätzliche, Edu-K®-spezifische Korrekturen hinzu. Dieses Kapitel stellt Ihnen die einzelnen Richtungen mit Fallbeispielen aus der Praxis vor. Auf Seite 172 finden Sie eine Zusammenfassung, die die Hauptunterschiede zwischen den wichtigsten Richtungen übersichtlich und kurz wiederholt.

Die Fallbeispiele wurden ausgewählt, um Ihnen das weite Feld der Probleme zu veranschaulichen, auf die AK angewendet werden kann. Wenn für manche Richtungen mehr Fallbeispiele zitiert werden als für andere, so soll dies nicht bedeuten, daß diese Bereiche größer oder erfolgreicher seien als andere.

Wenn diese Geschichten auch zum Teil von bemerkenswerten Heilungen berichten, soll nicht der Eindruck entstehen, daß AK bei *allem* helfen kann. Das ist nicht der Fall. Kein Anwender kann einen anderen Menschen heilen, vielmehr versucht der Körper ständig, sich selbst zu heilen. Mit AK kann dieser Prozeß lediglich unterstützt werden. Sie erlaubt dem Anwender, mit einem anderen Menschen zu arbeiten, indem er die Weisheit des Körpers selbst benutzt, um seine Ungleichgewichte und die Verfahren zur Wiederherstellung der Balance herauszufinden.

Der Muskeltest gibt ferner sowohl dem Getesteten als auch dem Anwender ein positives Feedback, das den Fortschritt des Heilungsprozesses bestätigt. Dieses Wissen, das mehr als nur Glauben oder Vertrauen bedeutet, bildet den Schlüssel für eine erfolgreiche Heilung. Das Phänomen, daß das Biofeedback so unmittelbar ist, kann allerdings manche Leute zu der irrigen Vorstellung verführen, AK sei eine Art Zauberei. Es stimmt, daß Resultate zuweilen sehr schnell eintreten. Aber für gewöhnlich ist die Heilung ein fortschreitender Veränderungsprozeß, der erst nach Wochen oder Monaten abgeschlossen ist.

Professional Health Provider/Professional Kinesiology Practitioner (PHP/PKP)

Die PHP/PKP-Kurse entstanden aus dem zunehmenden Bedürfnis nach einem Programm, das den TFH-Absolventen ermöglicht, sich auf dem Gebiet der *Applied Kinesiology* weiterzubilden.

Mitte der achtziger Jahre entwarfen Dr. Bruce Dewe, damals Direktor der TFH-Foundation, und seine Frau Joan eine neue Kursserie mit dem Namen TFH 4/5. Dewe, Arzt und langjähriges Mitglied des ICAK, nahm aus dem ursprünglichen System die wesentlichen Verfahren, die John Thie bei seiner Arbeit ausgespart hatte und die weder manipulative Fertigkeiten noch ein Medizinstudium erforderten. Gestützt auf seine eigene klinische Erfahrung, machte er dieses Wissen den zahlreichen TFH-Absolventen zugänglich, die nach einer professionellen Ausbildung suchten. Sein Werk, das heute auf vier 5- bis 7-Tage-Kurse aufgeteilt ist, vereinigt die nützlichsten und bewährtesten *Applied Kinesiology*-Verfahren mit den Neuerungen der nichtmanipulativen AK, die sich aus den ersten TFH-Kursen entwickelt haben. Die meisten dieser Verfahren und Techniken wurden nicht nur von Bruce Dewe, sondern von einer wachsenden Zahl spezialisierter Kinesiologieanwender in der klinischen Praxis erforscht und entwickelt. Bei den jährlich stattfindenden Auswertungsworkshops können Fortgeschrittene neue Anwendungen kennenlernen und ihre eigenen Erkenntnisse vorstellen.

Die Ergebnisse dieser Arbeit bilden den Inhalt des *Professional Health Provider*- beziehungsweise des *Professional Kinesiology Practitioner*-Programms (so der neuere Name) – ein Ausdruck dessen, daß John Thies ursprüngliche Idee, Laien in diesen Gebieten zu schulen, tatsächlich zu ganz neuen Möglichkeiten im Gesundheitswesen geführt hat.

Die Einzigartigkeit des Programms liegt sowohl in der klaren, allgemeinverständlichen Vermittlung der komplexen Informationen als auch in dem einfachen, logischen Fingermodesystem, das sofort die für den betreffenden Menschen effektivsten Verfahren angibt und zu jedem Zeitpunkt der Balance das Bewußtsein auf die emotionalen Faktoren lenkt.

Die Fingermodes entwarf als erster Dr. Alan Beardall, Osteopath, Begründer der Klinischen Kinesiologie (siehe S. 119). Sie sagen dem Anwender, welchem Aspekt die Priorität zukommt (dem emotionalen, physischen, biochemischen oder elektrischen). Die ursprünglichen vier *Modes* des Dr. Beardall (Berühren des Daumens mit der Fingerkuppe eines jeden Fingers) erwiesen sich als auffallend beständig und wurden weltweit in die AK übernommen.

Die Forschungsarbeit der Dewes und ihrer Kollegen hat diese anscheinend universelle Körpersprache in eine leicht zugängliche „Datenbank" für die Bediener dessen verwandelt, was Beardall „Biocomputer" nannte. Dieses System ist weiter gewachsen und wurde durch die Arbeit der Dewes weltweit verbreitet, seit sie erkannten, daß eine Ausbildung auf äußerst hohem Niveau auch ohne Einbeziehung der ursprünglichen *Applied Kinesiology* möglich war.

Das PHP/PKP-Programm ist heute neben Edu-K® (S. 104) und der *THREE IN ONE*-Kursreihe (S. 108) einer der erfolgreichsten Fortgeschrittenenkurse für Interessenten der nichtmanipulativen, holistischen AK, und zwar derjenige, der sich am meisten direkt um die Ausbildung professioneller Anwender in einer sehr breit angelegten Disziplin der AK kümmert. Es wird in vier von fünf Kontinenten auf der Welt gelehrt und praktiziert.

Das folgende Fallbeispiel schildert die Balancierung einer Hiatushernie, eines schmerzhaften Zustandes, bei dem der Magen oder die Speiseröhre von der normalen Position weggedrückt, der Ablauf der Verdauung gestört und Sodbrennen verursacht wird. Die herkömmliche medizinische Therapie verschreibt eine Arznei zur Linderung des Sodbrennens, ohne sich notwendigerweise um die Ursache zu kümmern. Die AK hingegen bietet ein Verfahren zum Balancieren der Muskeln rund um das Zwerchfell an, damit der

Magen seinen richtigen Platz wieder einnehmen kann; es gibt außerdem einige Selbstkorrekturmöglichkeiten, die je nach Zustand ausgewählt und empfohlen werden.

Chronische Erschöpfung

Julie, Ende Dreißig, litt an chronischer Erschöpfung und starken Muskelschmerzen. Der PHP-Test ergab eine Tendenz zur Hiatushernie, mangelnde Thymusaktivität (die Thymusdrüse spielt eine wichtige Rolle im Immunsystem) und eine mögliche Candida-albicans-Überwucherung (eine Pilzinfektion, die oft beim chronischen Erschöpfungssyndrom auftritt). Auch ihre Nebennieren deuteten auf ein hohes Streßniveau hin. Darüber hinaus bestanden Ungleichgewichte in den feinstofflichen Energieebenen, vor allem im Solarplexusbereich. Auf dem Gebiet der energetischen Medizin steht der Soplarplexus in Beziehung zum Gefühl für die persönliche Stärke und Verantwortung.

Julie hatte mit 17 Jahren geheiratet und ein Kind durch Krippentod verloren. Viele andere Beziehungen verliefen unglücklich, und ihr Sohn mußte mit drei Jahren in Pflege gegeben werden. Julie hatte die meiste Zeit ihres Lebens damit verbracht, ihrer Mutter zu gefallen. Sie war dadurch emotional so entkräftet, daß ihr Solarplexus, ihr Kraftzentrum, zu schwach war, um die normalen Körperfunktionen in diesem Bereich aufrechtzuerhalten; daraus resultierten Störungen in der Nebennieren- und Dünndarmaktivität.

Julie ließ sich drei Monate lang alle 14 Tage balancieren. Indem sie verschiedene Verfahren, je nach Anzeige durch die Fingermodes, durcharbeitete, emotionale Faktoren identifizierte und sich deren Bedeutung bewußt wurde, erreichte sie vorher nie erlebte Energieniveaus und eine enorme Vitalität. Sie belohnte sich mit einem Urlaub in Griechenland und einem Abendkurs in Massage. Ihre Schmerzen waren verschwunden, und ihre Verdauung hatte sich normalisiert. Die bemerkenswerteste Veränderung aber zeigte sich in ihren funkelnden Augen und in ihrem dynamischen Gang. (Zusammengestellt nach Informationen von Adrian Voce)

Dieses Fallbeispiel ist insofern sehr aufschlußreich, als es Elemente aus allen Ebenen enthält. Die Korrektur für Hiatushernietendenz konzentriert sich in erster Linie auf die Physis, während die Balance für den Solarplexus die feinstofflichen Energien betrifft. Der eigentliche Energieschub resultierte jedoch daraus, daß Julie befähigt wurde, alte Traumata wiederzuerleben und zu heilen, und insbesondere daraus, daß sie ihre Glaubensmuster über sich selbst veränderte. Ihr größter Durchbruch setzte ein, als sie sich erlaubte, das zu sagen, was sie sagen wollte – für sie eine besondere Herausforderung in der Beziehung zu ihrer Mutter.

Edu-K®

Edu-K® (abgeleitet vom englischen *Educational Kinesiology*) wird in vielen Bereichen eingesetzt, in erster Linie aber zur Verbesserung der Lernfähigkeiten wie Lesen, Schreiben, Rechnen, Konzentrieren, Gedächtnis etc. Die einfachsten Versionen können von Kindern durchgeführt werden. Edu-K® steigert ebenso das allgemeine „Funktionieren" bei Erwachsenen, denn wir alle finden uns manchmal in Situationen wieder, die besonders klares Denken erfordern oder die Lernblockaden auslösen.

Edu-K® wurde von Dr. Paul Dennison 1980 entwickelt. Nach zwanzigjähriger Tätigkeit in einem heilpädagogischen Zentrum für Kinder in Kalifornien begann er, eng mit einem kinesiologisch orientierten Chiropraktiker zusammenzuarbeiten. 1979 erlernte er TFH. Drei Jahre später brachte er das Lateralitätsbahnungsprogramm heraus (Beschreibung folgt) und erweiterte seine Studien, um neben Kindern auch Erwachsene miteinbeziehen zu können. Edu-K® entwickelte sich weiter als Erforschung der Kommunikation zwischen Körper und Gehirn, konzentrierte sich zunächst auf die linke und die rechte Hemisphäre und dann auf andere Dimensionen des Gehirns.

Die *Edu-K-Foundation* mit Sitz in den USA bietet weltweit Seminare an. Sie stießen auf großes Interesse bei vielen Kinesiologieanwendern und vor allem bei Pädagogen. Einige Edu-K®-Sondierungs- und Korrekturverfahren wurden von der *Applied Kinesiology*, von TFH und von anderen Richtungen der AK übernommen.

Wie Edu-K® funktioniert

Edu-K® benutzt den Muskeltest, um Streß und Ungleichgewichte herauszufinden, verursacht durch bestimmte Aktivitäten und Bewegungen, die die Koordination und die Leistung in vielen Bereichen beeinträchtigen können. Sie resultieren oft aus elektrischen Störungen, die bewirken, daß schwache oder falsche Signale vom Gehirn an den Körper ausgesendet werden. Solche Ungleichgewichte können durch bestimmte Augenbewegungen oder Kopfhaltungen verursacht sein. Nicht jeder weiß, daß zum Beispiel bei manchen Menschen, die unter Streß stehen, allein schon der Blick nach unten alle Muskeln schwächt. Dieses Phänomen wirkt sich nicht nur auf die Gangkoordination der Betreffenden aus – Neigung zum Schwanken beim Hinabsteigen einer Treppe –, sondern kann vor allem auch die Lesefähigkeit eines Kindes vermindern, zumal beim Lesen die Augen fast immer nach unten schauen.

Während Schulkinder die einfachsten Edu-K®-Übungen wie etwa Brain-Gym® (siehe unten) in ihren Klassenräumen praktizieren können, erfordern die anspruchsvolleren Stufen (wie zum Beispiel das Balancieren von Zielen) die Einzelarbeit mit einem erfahrenen Anwender. Diejenigen, die in erzieherischen oder beratenden Berufen tätig sind, können gute Ergebnisse erzielen, wenn sie ihre Fähigkeiten mit Edu-K® ergänzen. Edu-K®-Korrekturen umfassen: Lateralitätsbahnung, Brain-Gym® und Ziele setzen.

Lateralitätsbahnung

Sie dient zum Balancieren von linker und rechter Hemisphäre. Die Überkreuzbewegung wurde bereits in den sechziger Jahren von Doman und Delacato praktiziert, die sie sehr erfolgreich bei hirngeschädigten Kindern einsetzten. Das abwechselnde Berühren der Knie mit den gegenüberliegenden Händen bei der Überkreuzbewegung zwingt die Hemisphären der rechten und linken Hirnseite, gleichzeitig zu arbeiten. Haben die beiden Hirnhälften erst einmal Zusammenarbeit „gelernt", verbessert sich die Kommunikation zwischen ihnen auf dem Weg über das *Corpus callosum*, die „Brücke" im Gehirn, die die beiden Hälften verbindet. Diese Technik allein reicht jedoch bei Kindern oder Erwachsenen mit Lernproblemen oder Lese-Rechtschreib-Schwäche nicht aus.

Paul Dennison beobachtete, daß noch bessere Ergebnisse erzielt wurden, wenn die betreffende Person während der Überkreuzbewegung gleichzeitig ihre ganzheitlich orientierte (nichtlogische) Hirnhemisphäre durch Summen oder durch Blicken in eine bestimmte Richtung aktivierte. Mit einem weiteren kurzen Verfahren und mit der Absicht der Integration kann die Lateralitätsbahnung jedermann helfen, mit neuen oder schwierigen Umständen und Bedingungen besser zurechtzukommen. Denken und Verhalten werden „geschmeidiger" (gewandter) und weniger streßbeladen, weil die Aufmerksamkeit besser verteilt ist.

Brain-Gym®

Hierbei handelt es sich um eine Serie von Bewegungen, die dazu konzipiert sind, Zustände entspannter Aufmerksamkeit für Spitzenleistungen hervorzubringen. Einige verteilen die Energie neu, andere bringen rechte und linke Hirnhälfte wieder in Balance. Manche ermöglichen die Zunahme der Blut- und Sauerstoffzufuhr, die bei Streß „abgeschaltet" wird, an die vordere Hirnrinde.

Ziele setzen

Wenn Menschen beginnen, sich aus ihren „Komfortzonen" (in denen sie sich mühelos zurechtfinden) in neue Lebensbereiche zu bewegen, brauchen sie unter Umständen Hilfe, um neue neurologische Verknüpfungen zu schaffen, die sie befähigen, neuartige Aufgaben mit weniger Streß auszuführen. Edu-K®-Techniken erleichtern das Definieren von Zielen, die positiv, aktiv, klar und energetisierend sind.

Die folgenden Beispiele zeigen, wie Edu-K® Kinder fördern kann, gleich ob sie besondere Lernschwierigkeiten haben oder nicht.

Eine Gruppenstudie an einer Londoner Schule

Im Oktober 1989 stellte die kinesiologisch arbeitende Lehrerin Vivienne Gill zusammen mit einer Kollegin Edu-K® in drei Klassen von Neun- bis Zehnjährigen an einer Innenstadtschule vor. Sie teilten zwei Klassen auf, um die Auswirkungen beim Einsatz von Edu-K®-Techniken in „Experimental-" und „Kontroll-"Gruppen zu vergleichen. Die dritte Klasse erhielt nur Lateralitätsbahnungen und Brain-Gym®-Übungen.

Im darauffolgenden Juli (1990) zeigten die Gesamtergebnisse deutliche, meßbare Verbesserungen beim Lesen als Folge regelmäßiger *Applied Kinesiology*-Übungen, besonders in der Klasse, die sich durchweg auf diese Techniken konzentrierte. Außerdem hatte sich die Fähigkeit der Kinder, einander zuzuhören und miteinander auszukommen, verbessert.

Einige Kinder konnten nicht nur wesentlich flüssiger lesen, sondern verhielten sich auch viel selbstbewußter und selbstsicherer. Ein schüchternes kleines Mädchen, dessen „Lesealter" von 6 Jahren und 11 Monaten auf 9 Jahre und 11 Monate anstieg, sagte, daß Lesen ihr keine Angst mehr bereite, sondern große Freude.

Ein Junge, am Anfang ziemlich schwierig, einsam und aufmerksamkeitsheischend, steigerte von Oktober 1989 bis Juli 1991 (ein Jahr nach der ersten Zwischenbilanz) sein Lesealter von 7 J. und 8 M. auf 13 J. und 6 M. Später erklärte er lediglich, daß er keinen Unterschied bei sich selbst feststellen könne. Als er aber daran erinnert wurde, wie er sich zwei Jahre zuvor verhalten hatte, sagte er: „Oh ja, jetzt fällt es mir wieder ein. Mich hat absolut nichts interessiert, aber heute mache ich mir Gedanken über das Leben. Ich möchte nicht stempeln gehen, wenn ich erwachsen bin. Ich will einen anständigen Job."

(Zusammengestellt nach Informationen von Vivienne Gill)

Ein Kind mit schlechter Koordination

Ein 12jähriges Mädchen, die meiste Zeit seines Lebens ungeschickt und vergeßlich, wurde von seiner Mutter zu einer kinesiologischen Sitzung gebracht. Die Sondierung ergab eine schlechte Integration von rechter und linker Hirnhemisphäre. Und obwohl die nicht-logische, rechte Gehirnhälfte bei ihr dominierte, war sie Rechtshänderin. Diese Tatsache erklärte bereits ihre schlechte Koordination und ihre mangelnde Fähigkeit, logisch zu denken, die ihre Vergeßlichkeit verursachte. Eine Edu-K®-Balance mit Lateralitätsbahnung und anderen Edu-K®-Techniken genügte als Korrektur.

Nach drei Sitzungen spielte das Mädchen in der Sportmannschaft seiner Schule, war im allgemeinen besser „organisiert" und weniger vergeßlich, wenn auch ihre Eltern eine Weile brauchten, um zu merken, daß sie nicht mehr ständig an ihr herumzunörgeln brauchten. Diese Verbesserungen blieben bestehen, und am Ende des Schuljahres gewann sie in ihrer Klasse den „Preis für besondere Bemühungen".

(Zusammengestellt nach Informationen von Kay McCarroll und Vivienne Gill)

ONE BRAIN / THREE IN ONE

Seit 1972 entwickelten Gordon Stokes und Daniel Whiteside, die Begründer von *THREE IN ONE CONCEPTS*, diesen einzigartigen Ansatz zur Streßbekämpfung. Ursprünglich *ONE BRAIN* (= *Ein* Gehirn) genannt, wurde dieses Ausbildungssystem immer weiter ausgedehnt und umfaßt nun auch andere Kurse, die Elemente der ganzheitlichen Gesundheit, der Körperenergiearbeit, der Neurowissenschaft und eigene Forschungsergebnisse miteinander verbinden. *THREE IN ONE CONCEPTS* benutzt den Muskeltest zur Streßbestimmung sowie einige Korrekturtechniken und Anwendungen aus *Applied Kinesiology* und TFH. Die Ausbildung setzt sich aus neun aufeinander aufbauenden Seminaren zusammen.

Der Name *THREE IN ONE* (= Drei in einem) spiegelt wider, daß die Theorie von der Links-rechts-Aufteilung und -Integration des (vorderen) Gehirns inzwischen erweitert wurde auf die Unterscheidung und Integration von Vorder- und Hinterhirn. Wenn jemand emotionalen Streß erfährt, wird nicht die gesamte Kapazität des Gehirns genutzt. Wird der emotionale Streß aufgelöst, kann das Gehirn wieder ruhig und effektiv wahrnehmen und funktionieren, mit ungehindertem Zugriff auf die Logik der linken Hälfte und die Kreativität der rechten Hälfte (des Vorderhirns). Das ganze Gehirn arbeitet als integrierte Einheit *(ONE BRAIN)*.

Der *THREE IN ONE*-Ansatz

Der erste Schritt besteht darin, den ungelösten emotionalen Streß und die negativen Glaubensmuster herauszufinden, die der vollen Entfaltung des Gehirnpotentials im Wege stehen. Die wichtigste Methode des Sondierens ist ein Indikatormuskeltest zur Bestimmung des vorrangigen Stresses und der vorrangigen Korrekturen. Durch Muskeltesten wird weiterhin untersucht, auf welcher Ebene der Streß erfahren wird – bewußt oder unterbewußt.

Die Korrekturen werden aus einem breiten Spektrum von Streßablösungstechniken ausgewählt, die dazu dienen, die Negativität sanft aus Geist und Körper zu entfernen. Falls angebracht, werden bestimmte Übungen als Hausaufgabe für den Betreffenden festgelegt.

Techniken zur Heilung der Vergangenheit

Viele gegenwärtige emotionale, physische oder verhaltensbezogene Probleme wurzeln in vergangenen Traumata. *THREE IN ONE*-Techniken konzentrieren sich auf deren Klärung, um damit unsere Fähigkeit wiederherzustellen, unbelastet von früheren Erfahrungen eine Wahl zu treffen.

Das Verhaltensbarometer

Dieses Instrument hilft dem Anwender, Emotionen zu bestimmen, die dem Getesteten vielleicht gar nicht bewußt sind. Es besteht aus einem systematisierten Schema der Emotionen, darunter zum Beispiel Zorn, Angst, Schuld etc. Der Anwender ermittelt mit einem IM die das Gleichgewicht am meisten störende Emotion.

Die Altersrezession

Die Altersrezession, eine sehr häufig angewandte Technik (auch in anderen Bereichen der AK), führt zu dem Alter, in dem das Problem begann. Mittels eines IMs fragt der Anwender, ob das Problem in einem bestimmten Alter angefangen hat (zwischen 20 und 15, 15 und 10, 10 und 5 Jahren o.ä.). Die Muskelreaktion läßt den gesuchten Zeitraum erkennen. Das Verfahren wird dann mit immer gezielteren Fragen fortgesetzt, bis das exakte Alter ermittelt ist, in dem das ursprüngliche Trauma stattfand.

Folgende Theorie steckt dahinter: Obwohl sich die Testperson nicht mehr bewußt an ein zum Beispiel im Alter von sechs Monaten erlebtes Trauma erinnern kann, speichert das Körper-Geist-System die Erinnerung an dieses Ereignis. Es ist zugänglich, als ob es in der Gegenwart geschehen wäre. Die Begleitperson (der Kinesiologieanwender) verwendet dann gleich Streßablösungstechniken, um das Trauma zu heilen, so als würde es tatsächlich in der Gegenwart erlebt.

ONE BRAIN-Streßablösung

Hier handelt es sich um eine große Auswahl an Techniken, darunter eine Version des emotionalen Streßabbaus, bei der der Begleiter eine Hand auf die Stirnbeinhöcker legt und gleichzeitig mit der anderen Hand das Occiput hält, also den Hinterkopf, wo das Gehirn Erinnerungen speichert.

Dies kann schweigend durchgeführt werden. Der Begleiter muß das ursprüngliche Trauma nicht kennen, wenn es auch manchmal sowohl für ihn als auch für die betreffende Person einen Vorteil bringen mag, über das zu sprechen, was gerade passiert. Stellt die vergangene Erfahrung eine Bedrohung dar, kann die betroffene Person sie distanziert wiedererleben, indem sie die Szene wie einen Film betrachtet. Dieses Verfahren bietet ihr weiterhin die Möglichkeit, „das Drehbuch umzuschreiben" und das Ereignis nach ihren eigenen Wünschen noch einmal ablaufen zu lassen. Derweil hält der Begleiter die Streßablösungspunkte.

Die folgende Geschichte zeigt, wie das Heilen früherer Traumata die Gegenwart enorm verändern kann und wie – die gleiche Beobachtung wie bei Edu-K® – Lernprobleme oftmals von emotionalen Störungen herrühren.

Lernschwierigkeiten und die Emotionen

Ein 31jähriger Mann suchte eine *ONE BRAIN*-Praktikerin auf. Er erzählte ihr, daß er an Lese-Rechtschreib-Schwäche leide und immer Schwierigkeiten gehabt habe mit Lesen, Schreiben und Ziffern. Er war im Begriff, eine neue Stelle anzutreten, und litt unter „schwachen" Nerven, mangelndem Selbstvertrauen und Unkonzentriertheit. Schultern und Kopf hingen herunter. Er erzählte außerdem, daß ihn Alpträume von seiner Schulzeit quälten.

Nach einer Weile stellte sich heraus, daß ihn im Alter von acht Jahren sein Lehrer gegen eine Wand geschleudert und dann alleine zurückgelassen hatte. Dieses Ereignis und weitere, diese Erfahrung verstärkende Erlebnisse bildeten die Ursache für alle späteren Schwierigkeiten und für sein mangelndes Selbstvertrauen.

Über drei Monate hin erhielt er sechs einstündige *ONE BRAIN*-Sitzungen. Sein Streß und sein Mangel an Selbstvertrauen nahmen ab, und am Ende der Serie war er selbstbewußt, war zufrieden mit seiner neuen Arbeitsstelle und hatte keine Alpträume mehr.

Manchmal liegt die Ursache für Probleme in Traumata *vor* der Geburt, wie etwa bei einem vier Jahre alten Jungen, der nicht sprechen konnte. Die Altersrezession führte in die Schwangerschaft, als sich seine Mutter einer Unterleibsoperation unterziehen mußte. Nach sechsmonatiger Arbeit mit Streßablösungen sprach er klar und deutlich und ging gerne zur Schule. Wenn Kinder zum richtigen Zeitpunkt behandelt werden, können sich Erfolge erstaunlich schnell einstellen.

Kindheitsprobleme

Ein Junge, neun Jahre alt, wurde wegen Lese-Rechtschreib-Schwäche und Bettnässen zu einer Kinesiologieanwenderin gebracht. In seinem Verhalten neigte er zu Zornausbrüchen, wobei sein Zorn anscheinend mehr seiner Frustration als seinem Temperament zuzuschreiben war. Die Anwenderin entdeckte bei ihm Angst vor seinem Vater und löste diese mit *ONE BRAIN*-Techniken ab.

Schon nach einer dreißigminütigen Sitzung verschwanden der Zorn und die Frustration des Jungen. Diese positive Entwicklung setzte sich fort, vor allem in der Schule, und mit der Zeit ging es ihm immer besser, und er schlief ohne Bettnässen. Die wohl wichtigste Veränderung aber war, daß sich seine Beziehung zu seinem Vater deutlich verbesserte.

Ein anderer *ONE BRAIN*-Anwender benutzte die Altersrezession, um einer Mutter mit einem Problemkind auf ziemlich ungewöhnliche Weise zu helfen.

Eine Mutter-Kind-Bindung

Einer Mutter von vier Kindern bereitete der Jüngste große Probleme. Im Alter von dreieinhalb Jahren war er, wie sie es nannte, „gejagt und gequält" *(hunted and haunted)*, hatte zahlreiche Wutausbrüche, wollte weder bei ihr noch ohne sie sein und nicht mit ihr kuscheln.

Seine Mutter erinnerte sich an eine unangenehme Erfahrung bei seiner Geburt. Sie wollte auf allen vieren gebären, in dem Glauben, daß diese Haltung für sie und das Baby am angenehmsten sei. Ärzte und Hebammen mißbilligten anfangs ihren Wunsch, willigten dann aber ein. Dennoch rissen sie ihr das Neugeborene sofort nach der Geburt weg, so daß sie ihren Sohn erst einige Stunden später in den Arm nehmen und streicheln konnte.

Die ganze Familie hatte die Frau zum Haus des Anwenders begleitet. Der kleine Junge spielte in einem anderen Raum mit seinen Brüdern und Schwestern, während seine Mutter als Surrogat für ihn fungierte. Diese Variante ist sehr ungewöhnlich, weil in der AK der Stellvertreter in der Regel die betroffene Person berührt. In diesem Fall jedoch wirkte die Surrogattechnik auch auf diese Art, zweifellos aufgrund der engen Bindung zwischen Mutter und Kind.

Mit der Mutter als Surrogat wurde das Kind bis zu dem Moment der Geburt zurückgeführt. Nachdem eine beträchtliche „Ladung" Streß abgelöst worden war, wurde der Junge ins Behandlungszimmer geholt und gefragt, ob er mit seiner Mami schmusen wolle. Er sagte sofort ja und wurde auf den Bauch der Mutter gelegt, als ob er gerade erst geboren wäre. Mutter und Kind lagen da, schauten einander an und umarmten sich, während der Anwender die Streßablösungspunkte noch etwas länger hielt. Später bezeichnete er diesen Moment als sehr bewegend. Die Bindung war vollendet.

Die Mutter schrieb hinterher einen Bericht über die Veränderungen im Kind: Er wachte nicht mehr quengelig, sondern froh auf, er tobte und schrie nicht mehr, wenn sie außer Sichtweite ging, und wurde nicht mehr wütend, wenn ein Bruder oder eine Schwester versuchte, mit seinem Spielzeug zu spielen. Er begann, Fragen zu stellen, interessierte sich lebhaft für seine Umgebung und für Bücher, die er nie zuvor angerührt hatte. Er schmuste ruhig und entspannt mit seiner Mutter, und anstatt zu „stieren" wie bisher, strahlten seine Augen wunderschön, als ob er sich selbst anlachte.

(Zusammengestellt nach Informationen von Jeremy Glyn, Janet Bradley und Daphne Clarke)

ONE BRAIN/THREE IN ONE hat Menschen mit den verschiedensten streßbezogenen Problemen geholfen, etwa bei Phobien (zum Beispiel Höhenangst oder Angst vorm Fliegen), beim chronischen Erschöpfungssyndrom, bei Panikattacken, sogar bei Alkoholismus, ebenso bei Lernschwierigkeiten.

Biokinesiologie

Die Biokinesiologie befaßt sich vor allem mit den Verbindungen zwischen den inneren Organen und Drüsen sowie positiven und negativen Emotionen. 1972 gründete John Barton, ein ehemaliger

Computertechniker mit großem Interesse an holistischen Therapien, das *Biokinesiology Institute*. Er, seine Frau Margaret und einige ihrer Schüler erzielten beeindruckende Forschungsergebnisse, die in den ersten Schriften der Biokinesiologie veröffentlicht wurden. Dr. Wayne Topping arbeitete intensiv mit Barton zusammen, erlernte TFH und integrierte so manche *Applied Kinesiology*- und TFH-Technik in Bartons Ansatz. Mit Muskeltesten, Therapielokalisierung und *Challenging* bei gleichzeitigem Berühren bestimmter Körperteile wurden Verbindungen zwischen allen Teilen des Körpers sowie positiven und negativen Emotionen entdeckt.

Wayne Topping erweiterte außerdem die Technik des emotionalen Streßabbaus um eine neue, dem NLP entlehnte Dimension: um die Anwendung der Augenpositionen, die bestimmte Augenstellungen auf innere Prozesse bezieht wie etwa Visualisieren der Vergangenheit oder Zukunft, Hören, Fühlen etc. Die Balance wird erreicht durch eine Kombination aus positiven Affirmationen und Toppings Streßabbautechnik. Topping hat eine Reihe von Seminaren über Biokinesiologie entwickelt, die er in aller Welt anbietet.

Linderung chronischer Schmerzen

Nach einem schweren Autounfall sechs Monate zuvor litt Diane immer noch an starken Schmerzen im Nacken, an Schultern, Armen, Oberschenkeln und Knien. Die medizinische Behandlung umfaßte das Tragen einer Halskrause und das Einnehmen vieler Schmerztabletten, allerdings ohne Erfolg. Sie erfuhr, daß nichts weiter für sie getan werden könne und sie „mit den Schmerzen leben müsse".

Diane erhielt eine TFH-Grundbalance von 14 Muskeln sowie eine Balance der relevanten Muskeln an den schmerzenden Körperteilen. Bestimmte Meridiane und reaktive Muskeln wurden ebenfalls korrigiert, der Schmerz blieb jedoch bestehen.

Der Anwender setzte als nächstes Wayne Toppings Streßreduzierungstechniken ein, während Diane den Unfall wiedererlebte. Daraufhin testeten all ihre Muskeln schwach. Sie wurde nun gebeten, ihre Augen nach links und nach rechts kreisen zu lassen. Als ihre Augenstellungen das Gehirn an bestimmten Stellen aktivierten, verspürte Diane nach eigenen Aussagen Schmerzen an bestimmten Körperteilen – an den Armen, am Ellbogen, an den Schultern, am Nacken und an den Beinen.

Im Anschluß daran wurden die ESR-Punkte gehalten, während Diane ihre Augen in diese schmerzaktivierenden Positionen bewegte. Die Schmerzen ließen nach und verschwanden schließlich. Beim Nachtesten waren Dianes Muskeln alle stark.

Eine Woche später schmerzten weder Arme, Beine noch Schultern. Diane klagte lediglich über ein leichtes Stechen im Nacken. Sie wurde dazu angeleitet, ihren Nacken in die schmerzhafte Position zu bringen, ihre Hände auf die ESR-Punkte zu legen und ihre Augen kreisen zu lassen, bis sie ein Flackern verspürte. An diesem Punkt sollte sie noch kurz in dieser Stellung verbleiben, um zu sehen, ob der Schmerz verschwinden würde. Diese Übung hatte vollen Erfolg, und Diane war nun in der Lage, sich von ihrem Schmerz selbst zu befreien.

(Zusammengestellt nach Informationen von Kay McCarroll)

Hyperton-X (Lösung hypertoner Muskeln)

Bei Hyperton-X handelt es sich um eine sanfte Art, mit Muskeln zu arbeiten, von der Menschen mit vielerlei Problemen profitieren – seien es Lernschwierigkeiten, schwache sportliche Leistungen, chronische Schmerzen, emotionale Probleme oder Empfindlichkeit gegenüber Farben und Nahrungsmitteln. Erfahrungsgemäß hilft es auch denjenigen, die an den Folgen eines Schlaganfalls, einer zerebralen Lähmung oder eines Unfalltraumas leiden oder die über allgemeine Körperbeschwerden klagen. Außerdem fördert es die geistigen Fähigkeiten, die Koordinationsfähigkeit und das Selbstvertrauen.

1982 begann Frank Mahony, ein TFH-Lehrer aus Kalifornien, bei 12 bis 14 Jahre alten Gymnasiasten mit Leseschwächen TFH-Konzepte und andere ganzheitliche Methoden einzusetzen. Nachdem er bemerkenswerte Verbesserungen des Leseniveaus registriert hatte, schloß er sich Paul Dennison an, dem Begründer der Edu-K®, und assistierte ihm bei Edu-K®-Workshops in den USA und in Berlin. In der Folgezeit entwickelte er sein eigenes Programm, Hyperton-X, eine Methodologie besonderer Prägung. Viele von Frank Mahonys Konzepten, wie etwa die Selbstkorrektur für die Gehirn-Rückenmark-Flüssigkeit und die hypertonen (überspannten) Muskeln, sind auch im Edu-K®-Curriculum enthalten.

Beim Testen und Korrigieren begabter Sportler stellte Mahony deutliche Entsprechungen fest zwischen dem Niveau der sportlichen Leistung und mentalen Fähigkeit, dem Integrationsgrad der Hirnhemisphären und der Energiesysteme und dem hypertonen Zustand der Muskeln. Außerdem gewann er ein besonderes Verständnis für die Sakro-Okzipital-Technik (SOT), eine chiropraktische Methode, und für ihre Wirkung auf die Gehirn-Rückenmark-Flüssigkeit. Unter Verwendung seiner TFH-Kenntnisse entwickelte er eine Methode, um hypertone Muskeln zu entdecken und zu korrigieren, die das Kreuzbein (Sacrum) und das Hinterhauptbein (Occiput) beeinträchtigen. Durch Entspannung dieser Schlüsselmuskeln konnte er das Fließen der Gehirn-Rückenmark-Flüssigkeit anregen, die Leistung des endokrinen (Drüsen-) Systems erhöhen, jede neuromuskuläre Stauung auflösen (die die Kommunikation zwischen dem Körper und dem Geist blockiert) und ein harmonischeres System ganzheitlicher Gesundheit schaffen.

Diese Technik verwendet Muskeltesten als eine Art Biofeedback, besonders um den hypertonen Zustand der Schlüsselmuskeln zu ermitteln. Im Gegensatz zu TFH, das Muskeln in Kontraktion testet, konzentriert sich Hyperton-X auf Muskeln in Extension. Bei der Korrektur aktiviert der Getestete den Muskel langsam in Richtung Kontraktion und atmet gleichzeitig aus. Das Entspannen dieser hypertonen Muskeln erhöht die Körper-Geist-Integration.

Ein Sportler mit chronischen Schmerzen

Bob, 35 Jahre alt, von Beruf Zaunhersteller, ein begeisterter Athlet und Footballspieler, mußte seine Aktivitäten einschränken aufgrund von Schmerzen im mittleren und unteren Bereich des Rückens sowie in der rechten Hüfte, mit einem Ziehen in beide Beine hinunter.

Er hatte bereits einige chiropraktische Behandlungen erhalten. Röntgenaufnahmen zeigten zwar keine Wirbelverschiebungen, aber eine Verdrehung in der Lendenregion, und eine Hüfte war höher als die andere.

Eine Sondierung über Hyperton-X bestätigte die Röntgenergebnisse und fand hypertone (überspannte) Muskeln als Ursache für die Verdrehung der Lendenwirbelsäule und das Ungleichgewicht. Er bekam eine TFH-Balance, und die hypertonen Muskeln wurden mit sanftem Hyperton-X-Atmen sowie mit Dehnungstechniken korrigiert, in der Reihenfolge der Prioritätenermittlung. Auf diese Weise wurde die Spannung abgebaut. Die Muskeln wurden danach neu programmiert, um die Kommunikation zwischen ihnen und dem Gehirn zu verbessern. Anschließende Behandlungen brachten weitere Hyperton-X-Ablösungstechniken zum Einsatz.

Innerhalb von sechs Monaten war Bob völlig schmerzfrei, konnte sein Footballtraining wiederaufnehmen und seinem anstrengenden Beruf nachgehen. Bob kommt jedes halbe Jahr zu Routinesitzungen, um sich für Arbeit und Sport fit und aktiv zu halten. Zwischen diesen Sitzungen macht er zu Hause gesunderhaltende Hyperton-X-Selbsthilfeübungen.

(Zusammengestellt nach Informationen von Kay McCarroll)

Gesundheitskinesiologie
(Health Kinesiology)

Im Mittelpunkt der Gesundheitskinesiologie steht das Ermitteln und Korrigieren physischer, psychischer und umweltbedingter Stressoren. Sie berücksichtigt nicht nur die Ursachen eines bestimmten Symptomkomplexes, sondern auch die Prozesse, die das Problem in Gang halten. Der Urheber, Dr. Jimmy Scott, lebt in Kanada und gibt regelmäßig Seminare in vielen Ländern.

Die Gesundheitskinesiologie hat sich zum Ziel gesetzt, alte, unangemessene psychische Muster zu beseitigen, Allergien und Mangelernährung zu korrigieren und individuelle Programme für Diät, Sport, Freizeit und Hobby auszuarbeiten. Sie hilft den Menschen, im Leben effektiver zu sein, aber auch die notwendigen Schritte einzuleiten, um ihren Lebensstil zu verändern.

Muskeltesten wird eingesetzt, um zu bestimmen, was der einzelne braucht. Zur Korrektur dienen Akupressurpunkte, manchmal Magnete, Kristalle, homöopathische Substanzen und ätherische Öle. Gelegentlich wird der Betreffende gebeten, an etwas Bestimmtes zu denken oder eine bestimmte Körperstelle zu berühren, während die Akupressurpunkte berührt werden.

Die Gesundheitkinesiologie befaßt sich des weiteren mit der Korrektur geopathischer Probleme (schädlicher Erdstrahlen) und elektromagnetischer Belastung durch Computer, Fernsehen etc. sowie mit der Beseitigung von Arznei- und Schwermetallresten aus dem Körper.

Wie das folgende Fallbeispiel zeigt, kann die Gesundheitskinesiologie bei sehr verschiedenartigen Symptomen helfen, und es wurden erfolgreich Probleme bearbeitet wie Agoraphobie, Heuschnupfen, Asthma, Ekzeme, Gelenkentzündung, primär chronischer Gelenkrheumatismus, Schwindel, Rückenschmerzen, steife Schultern, prämenstruelles Syndrom, Nägelkauen, Panikattacken, Mangel an Selbstvertrauen, chronisches Erschöpfungssyndrom, Candida albicans, Bronchitis und streßbezogene Probleme.

Eine Fischallergie

Sam, 67 Jahre alt, hatte beim Fischessen immer Beschwerden gehabt. Seine Lippen und sein Hals schwollen jedesmal an, und er hatte Schmerzen, wenn sich die Nahrung durch seinen Verdauungskanal bewegte. Normalerweise konnte er Fischverzehr vermeiden. Hatte der Koch aber einmal eine Fischbrühe benutzt, geriet Sam nach dem Essen wieder in seinen üblichen elenden Zustand. Er beschloß, etwas dagegen zu unternehmen.

Der Praktizierende konzentrierte sich zuerst auf die Störung des Immunsystems und auf die Korrektur des Problems, das in der Umwandlung des Minerals Mangan lag. Sorgfältiges Muskeltesten ergab, daß Sam, beginnend mit sehr kleinen Portionen, fünfeinhalb Monate später Fisch würde essen können.

Sechs Monate nach dieser einen Sitzung rief Sam an und teilte freudestrahlend mit, daß er einige Tage zuvor etwas Fisch verzehrt habe, ohne irgendwelche Komplikationen. Er war verblüfft, daß ein schon so lange bestehendes Problem in nur einer einzigen, einstündigen Sitzung aufgelöst worden war.

Schwindelanfälle

Richard, 61 Jahre alt, litt seit 10 bis 15 Jahren an Schwindel. Sein Hausarzt hatte einen Innenohrschaden als Folge einer viralen Grippe diagnostiziert und ihm versichert, daß er sich damit abfinden müsse.

Da Richards Arbeit das Besteigen von Bäumen erforderte, stand er vor einem echten Problem. Manchmal mußte er sich am Baum festbinden, um nicht herunterzufallen. Zum Glück erhielt er immer kurz vor Beginn eines Schwindelanfalls Warnsignale.

Die meisten gesundheitskinesiologischen Konsultationen dauern eine Stunde, aber Richard brauchte eher mehrere kurze Treffen als ein langes. Während dieser Termine wurde mit Magneten gearbeitet (Teil des gesundheitskinesiologischen Systems), um seine elektromagnetische Energie leichter wieder balancieren zu können. Er wurde aufgefordert, schwindelerregende Situationen zu visualisieren, während gleichzeitig seine Reflexpunkte gehalten wurden.

Zwei Jahre später war Richard immer noch nahezu frei von Symptomen und vom Ergebnis begeistert. Bei Übermüdung erlebt er noch seine Warnzeichen, und dann weiß er, daß er sich entspannen sollte.

Psoriasis

Rosemary litt seit fünf Monaten an Schuppenflechte und bemühte sich verständlicherweise, eine Verschlimmerung zu verhindern. Weil das Asthma ihres kleinen Sohnes erfolgreich mit Gesundheitskinesiologie behandelt worden war, wagte sie auch selbst einen Versuch.

Das Sondieren ergab Hinweise auf leichte Funktionsstörungen bei Leber und Nieren. Dies sollte nicht etwa heißen, daß sie sich aller Wahrscheinlichkeit nach auf eine ernsthafte Krankheit zubewegte, sondern nur verdeutlichen, daß ohne Unterstützung dieser lebenswichtigen Organe ihre Schuppenflechte vermutlich bestehen bleiben würde. In Rosemarys Fall stellte sich heraus, daß die mangelhafte Leber- und Nierentätigkeit mit streßbesetzten Emotionen in Zusammenhang stand. Die kinesiologische Arbeit befaßte sich auch mit ihrem Denken über bedrückende Gefühle wie etwa Traurigkeit, Angst und Furcht vor Nutzlosigkeit, wobei der Anwender die Reflexpunkte hielt, die die emotionale Belastung von diesen Gedanken nehmen sollten.

Zum Zeitpunkt ihres zweiten Termins zeigte ihre Haut fast keine Unreinheiten mehr. Sie setzte die gesundheitskinesiologische Arbeit fort wegen Arthritis, unter der sie außerdem litt. Auch ihr Ehemann, den Psoriasis seit über 40 Jahren plagte, entschied sich für diese Methode. Sein Zustand hat sich mittlerweile durch den Einsatz ähnlicher Techniken, zusammen mit Magnettherapie, ebenfalls verbessert.

(Zusammengestellt nach Informationen von Jane Thurnell-Read)

Klinische Kinesiologie
(Clinical Kinesiology)

Die Klinische Kinesiologie, ein äußerst kompliziertes und hochentwickeltes System, wenden fast nur Praktiker mit einer Ausbildung in manueller Therapie an. Sie legt besonderen Wert auf gute Kommunikation zwischen den verschiedenen Systemen und Teilen des Körpers als Grundlage einer guten Gesundheit. Die höchste Form der Nichtkommunikation heißt Krebs, wobei ein kranker Bereich des Körpers von gesundem Gewebe ausgegrenzt ist, so daß eine Lösung des Problems verhindert wird.

Die Ideen für die Klinische Kinesiologie, auch unter dem Namen *Human BioDynamics* (HBD) bekannt, stammten von A. Beardall, einem Chiropraktiker mit großer Vorstellungskraft und Intuition, aus den USA. Er entwickelte zahlreiche revolutionäre Gedanken, mit denen die *Applied Kinesiology* Neuland betrat und von denen viele in andere Systeme der AK integriert wurden. Der Verweilmode ist nur ein Beispiel. Hierbei handelt es sich um ein Verfahren, um die durch Muskeltest gewonnenen Informationen im gesamten Körper festzuhalten und dann auf ihnen aufzubauen. Er bahnte auch den Weg für die Zwei-Punkt-Lokalisierungstechnik, die es ermöglicht, für Ketten von aufeinander bezogenen Fakten die Rangfolge zu ermitteln.

Die Klinische Kinesiologie stützt sich auf die Parallelen zwischen dem Muskeltesten am Körper und dem elektronischen Computer. Beide funktionieren binär (zweiphasig): Ein Muskel ist *entweder* stark *oder* schwach, ein Computerkreislauf ist entweder offen oder geschlossen, an oder aus. In beiden Fällen werden Informationen übertragen. Beardall entwickelte verfeinerte Wege, um den menschlichen „Biocomputer" sowohl diagnostisch als auch therapeutisch zu gebrauchen. Des weiteren fand er heraus, daß Informationen auf verschiedenen Ebenen gespeichert werden, zum Teil ähnlich wie in Ordnern. Die sicherste und effektivste Methode, an die Probleme eines Patienten heranzukommen, besteht laut Beardall darin, sich auf die oberflächlichen („nicht abgehefteten") Probleme zu konzentrieren, bevor man auf die tieferliegenden („abgehefteten") Informationen übergeht.

Beardall glaubte, daß der Körper durch Schmerz (oder jedes andere Symptom, sei es ein körperliches oder sonstiges) das Bedürfnis nach Veränderung ausdrücke. Wird diese Forderung erfüllt, kann der Betreffende den Lebensweg in einer positiven und gesunden Richtung beschreiten. Wird der innere Hilferuf aber überhört, wird der Körper sich anpassen, allerdings auf Kosten der Leistung und der Widerstandskraft gegenüber weiterem Streß, was zu einem noch stärkeren Rückgang der Gesundheit führt.

Die Klinische Kinesiologie ist ein wirkungsvolles Instrument zum Aufhalten und Umkehren dieser Entwicklung. Sie ermöglicht dem Körper, die jeweils angemessene Therapie auszuwählen – chemisch, strukturell oder emotional/elektromagnetisch –, und befähigt viele Anwender dazu, Patienten mit ernsten Problemen erfolgreich zu behandeln, denen sie vorher nicht helfen konnten.

Alan Beardall kam 1987 bei einem Verkehrsunfall auf tragische Weise ums Leben. Bis zu jenem Zeitpunkt hatte er den größten Teil seines Projektes bereits abgeschlossen, bei dem er jeden einzelnen Muskel (mit seinen Untergliederungen) auflistete, dazu Testverfahren und alle mit ihm verbundenen Faktoren wie etwa Innervation, Akupunkturmeridiane, die entsprechenden Organe, Wirbelhöhe, Schädel- und Fußknochen, neurolymphatische und neurovaskuläre Punkte und spezielle Nahrungsmittelhinweise. Seit seinem Tod sind ein Dutzend weiterer Variationen entstanden, weil einzelne Anwender ihre eigene Erfahrung zu der umfangreichen Zusammenstellung von Möglichkeiten, die er eröffnet hatte, hinzufügten.

Wie die Klinische Kinesiologie funktioniert

Es gibt zwei Wege, den Bereich herauszufinden, in dem die Therapie ansetzen soll. Der eine benutzt diagnostische Punkte am Schädel, der andere Armpositionen oder *Modes* in Verbindung mit einem IM-Test. Alan Beardall entdeckte und entwickelte darüber hinaus Handmodes (siehe S. 59), um die entsprechende Vorgehensweise festzulegen. In der Klinischen Kinesiologie wurden mehr als 1000 Handmodes katalogisiert; manche davon sind einfach, manche kompliziert.

Die strukturellen Therapiemodes beinhalten bewährte manipulative Techniken, Muskelarbeit, Kraniosakral-Therapie sowie zahlreiche Neuheiten, die Dr. Beardall und andere Experten entwarfen. Zur elektromagnetischen Behandlung zählen Heilmittel, die mit

Energieschwingung arbeiten, wie etwa Edelsteine, Blütenessenzen, homöopathische Mittel, ätherische Öle und die manuelle Behandlung der Akupunkturpunkte.

Im Anschluß an jede Therapie wird genau nachgetestet, um sich zu vergewissern, daß die erwünschte Wirkung auf allen relevanten Ebenen in allen Teilen des Körpers eingetreten ist. Auch Arm- und Beinlänge, die übereinstimmen müssen, werden überprüft. (Es ist erstaunlich, wie oft man bei der ersten Sondierung auf Differenzen in den Extremitätenlängen stößt.) Außerdem werden die Muskelgruppen im Nacken und die Arme und Beine getestet.

Der Körperchemie Aufmerksamkeit zu schenken, das betrachtet die Klinische Kinesiologie als wichtige Voraussetzung für den Erfolg bei der Behandlung schwerer oder chronischer Probleme. Um diesem Erfordernis gerecht zu werden, stellte Beardall eine Reihe synergetisch balancierter Nahrungsmittelzusätze zusammen, die unter anderem alle notwendigen Spurenelemente zu ihrer optimalen Verdauung enthalten.

Die folgenden Fallbeispiele schildern, wie eine Vielfalt von Methoden bei dieser zwar komplizierten, aber ohne Zweifel holistischen Therapieform eingesetzt wird.

Colitis

Wendy, 32 Jahre alt, Mutter von zwei Kindern, litt seit dreieinhalb Jahren – seit ihrer ersten Schwangerschaft – an Colitis. Während der zweiten Schwangerschaft kehrte die Krankheit verstärkt wieder. Ihr wurden hohe Dosen an Steroiden verschrieben. Zu Beginn der Behandlung bei einem (an der Klinischen Kinesiologie orientierten) Osteopathen nahm sie diese in geringer Menge noch ein, zusammen mit einer anderen Arznei.

Der Test mit Klinischer Kinesiologie ergab, daß sie ein ergänzendes Ernährungsprogramm brauchte, um mit ihren zahlreichen Allergien fertigzuwerden. Sie erhielt ein Multi-Vitamin- und Mineralpräparat, RNS, sowie ein Mittel für ihre Nebennierendrüsen, des weiteren Blütenessenzen für ein tiefliegendes emotionales Trauma und verschiedene strukturelle Therapien, um den Blutfluß zum und vom kranken Gewebe zu unterstützen. Wendys Zustand verbesserte sich stetig. Nach weniger als fünf Monaten benötigte sie keine Medikamente mehr.

Ihr rechtes Bein war kürzer als das linke, und sie hatte einen erhöhten Absatz zum Ausgleich bekommen. In der zweiten Phase ihres Behandlungsprogramms ermöglichten eine Darmsanierung und eine Leberentgiftung ihrem Körper, die strukturellen Korrekturen zu „halten", die ihre Beinlängen egalisieren sollten.

Bei ihrer dritten Schwangerschaft erlitt sie einen Rückfall, von dem sie sich aber aufgrund strikter Einhaltung ihrer Diät und mit Kraniosakral-Therapie schnell erholte. Vier Jahre später fühlte sie sich immer noch fit und gesund, und ihre Beine waren gleich lang geblieben.

Ein Wunschkind

Kathy, 33 Jahre alt, Sprechstundenhilfe, versuchte seit zweieinhalb Jahren vergebens, schwanger zu werden. Sie und ihr Mann hatten sich zahlreichen Tests unterzogen, aber keine Abnormitäten wurden diagnostiziert. Seit sechs Monaten nahm sie ein Medikament zur Stimulierung des Eisprungs ein.

Trotz enormer Fitneß und Leistungsfähigkeit deckte der Test mit Klinischer Kinesiologie mehrere Störungen im endokrinen Bereich auf. Unterschiedliche Beinlängen ließen auf ein Milzmeridian-Ungleichgewicht schließen, verbunden mit Zuckerstoffwechsel-Problemen und Auswirkungen auf das Immunsystem.

Sie erhielt unter anderem ein natürliches Antipilzmittel zur Bekämpfung einer Candidaüberwucherung im Darm, die auch ihre Gebärmutter angriff. Die Handmodes zeigten, daß ihre Leber die Milz und den Thymus behinderte sowie das Immunsystem und durch die Hypophyse auch das endokrine System. Dies wurde behandelt mit Nahrungsmittelzusätzen zur Unterstützung der Leber.

Als nächstes wurde die Art der Anpassung ihrer Muskeln an die bisher beschriebenen Probleme behandelt: Letztere hatten eine Schwäche ihrer äußeren Hüftmuskeln verursacht (die mit den Eierstöcken in Verbindung stehen). Nach Korrektur dieser Muskeln wurde Vitamin E zur Unterstützung der Funktion der Eierstöcke empfohlen.

Sechs Wochen später, sechs Monate nach Beginn der Therapie, wurde Kathy schwanger. Sie benötigte eine Schwangerschaftsbetreuung, die sich in erster Linie auf die Ausbalancierung des kraniosakralen Mechanismus konzentrierte. Auch nach der Geburt erhielten Mutter und Kind eine Kraniobehandlung (die nützlich ist für jede Mutter und jedes Baby). Kathy nahm auf Empfehlung Multimineralpräparate zur Stärkung des autonomen Nervensystems ein.

Zum Zeitpunkt der Niederschrift war das Baby neun Monate alt, süß und gesund. Seine Eltern sind überglücklich.

(Zusammengestellt nach Informationen von Ashley Robinson)

Systematische Kinesiologie
(Systematic Kinesiology)

The Academy of Systematic Kinesiology (TASK) ist eine britische Organisation, die Brian Butler gründete, um ein breites Publikum in AK (Grund- und Fortgeschrittenenstufe) auszubilden. Zur Zeit der Niederschrift stellt sie die größte kinesiologische Schulungsorganisation in Großbritannien dar.

Brian Butler, der 1976 als erster TFH nach Europa brachte, gab den Namen „Systematische Kinesiologie" einem Trainingsprogramm, das *Balanced Health* (auf der Basis von TFH) und kinesiologische Techniken der mittleren und fortgeschrittenen Stufe nach Sheldon Deal lehrt.

Das Curriculum der Akademie sieht nur kinesiologische Verfahren vor, die das ICAK als Praktiken der *Applied Kinesiology* akzeptiert. Sie wurden in den Kapiteln 4, 5 und 6 beschrieben.

Der Arbeitsschwerpunkt von TASK ist fest begründet in der Notwendigkeit, den Menschen als ein Ganzes zu behandeln. Die Akademie prägt ihren Absolventen die Prinzipien ein, den Lebensstil des Klienten zu berücksichtigen sowie die mentalen, emotionalen, ernährungsbedingten, physischen und energetischen Faktoren zu ermitteln, die jenen Zustand verursacht haben, für den jetzt Hilfe gesucht wird.

TASK bietet *Balanced Health*-Kurse auf vier Stufen an (geeignet für Laien ebenso wie für hauptberufliche Anwender), die solide Grundkenntnisse in AK vermitteln. Darüber hinaus schult TASK in anschließenden Kursen auf professionellem Niveau Anwender in Kommunikation, Beratung, Anatomie und Physiologie, Fortgeschrittener Kinesiologie, Ernährungslehre und Praxismanagement. Ein Teil der Therapeuten, die zum nächsten Kapitel mit dem Titel

„Angewandte Kinesiologie und andere Gebiete" beigetragen haben, absolvierten diese Akademie.

Die folgende Geschichte ist ein gutes Beispiel für die ganzheitlichen Erfolge der Systematischen Kinesiologie und zeigt, wie eine Balance des ganzen Menschen entscheidende Lebensveränderungen bewirken kann.

Der angespannte Bibliothekar

Paul, ein Bibliothekar in den Dreißigern, suchte eine Anwenderin auf und klagte über Nacken- und Schulterprobleme sowie über Taubheit und Kribbeln auf einer Körperseite. Sein Hausarzt hatte ihn an einen Neurologen überwiesen, der seine Symptome ebenfalls nicht erklären konnte.

Die kinesiologische Sondierung zeigte ein Ungleichgewicht in seinen Nacken- und Schultermuskeln und zwischen seiner rechten und linken Hirnhemisphäre. Paul erwähnte in dieser ersten Sitzung seine Unzufriedenheit mit seiner Arbeit, sein eigentliches Interesse an alternativer Medizin und seinen Wunsch, mehr Zeit der Musik widmen zu wollen. Da er jedoch eine Ehefrau zu unterhalten und eine Hypothekenbelastung zu tragen hatte, sah er keinen Ausweg aus seiner Misere.

Ihm hing sein Beruf buchstäblich zum Halse heraus, und seine Unzufriedenheit ließ ihn bestimmte Muskeln in ständiger Anspannung halten. All seine Symptome wirkten sich nur auf *eine* Körperhälfte aus. Diese Tatsache erklärte sich aus dem Ungleichgewicht zwischen den beiden Hirnhemisphären – das Resultat der Überbeanspruchung seiner logischen Gehirnhälfte bei der Arbeit und der Unterforderung seiner kreativen Hemisphäre.

Um diese Problematik zu lösen, mußte Paul einen Weg zur Veränderung seines Arbeitslebens finden, der ihm erlauben würde, seine kreativen Interessen zu entfalten. Es war ihm außerdem wichtig, dies mit der Unterstützung seiner Frau zu tun und weiterhin genug zu verdienen, um seinen finanziellen Verpflichtungen nachkommen zu können.

Auf der physischen Ebene korrigierte die Anwenderin die Störungen in den Muskeln, stellte mit ihm einen Ernährungsplan auf und erteilte ihm Ratschläge bezüglich seiner Lebensweise. Sie half ihm mit Beratungsgesprächen, ein klares Ziel für sich selbst zu definieren und kurz-, mittel- und längerfristige Pläne zu entwerfen, die ihm mehr Zeit für kreative Betätigung verschafften. Als er begann, dieses Konzept als reale Möglichkeit zu betrachten, entwickelte Paul einen festeren Glauben an das, was er wirklich tun wollte, und an die Persönlichkeit, die er sein wollte. Er verhandelte mit seinem Arbeitgeber erfolgreich über eine Reduzierung seiner Arbeitszeit, und in dem Maße, in dem er sich auf seinen neuen Lebensplan einließ, verschwanden seine körperlichen Symptome.

Zwei Jahre später widmete er sich glücklich und zufrieden einer neuen Aufgabe. Er hatte seine Ausbildung in alternativer Therapie abgeschlossen und machte in seiner Freizeit Musik. Er erfreute sich bester Gesundheit.

(Zusammengestellt nach Informationen von Brian Butler, Direktor, TASK)

Schlußbemerkung

Im Gegensatz zu einigen anderen Systemen der Gesundheitspflege, die über einen feststehenden, abgegrenzten Wissensschatz verfügen, vermittelt das Instrument des Muskelbiofeedbacks der AK nahezu unbegrenzte Entfaltungsmöglichkeiten. Neben den großen haben sich auch kleinere Richtungen entwickelt, und ständig entwickeln sich neue. Mit der Zeit werden sie vielleicht eine weitreichendere Anerkennung finden.

AK erweist sich auch als wertvolles Instrument für die Erforschung verschiedener Aspekte der Gesundheitspflege und wird in der Zukunft wahrscheinlich eine noch bedeutendere Rolle auf diesem Gebiet spielen.

Kapitel 8

Angewandte Kinesiologie und andere Gebiete

AK kann aus zwei Gründen Therapien und andere Bereiche der Gesundheitspflege bestens ergänzen. Zum einen handelt es sich bei ihr, im Gegensatz zu vielen anderen Methoden, um einen echten ganzheitlichen Ansatz. Zum anderen kann der Muskeltest als Biofeedbackinstrument für die *Auswahl* von Behandlungen und Heilmitteln von unschätzbarem Wert sein.

Dieses Kapitel enthält Beispiele für den Erfolg der AK auf vielen verschiedenen Gebieten. Da die AK noch im Stadium der Ausbreitung ist, ist die Zahl der Menschen, die sie in einem therapeutischen Rahmen anwenden, noch relativ klein. Wir hoffen dennoch, daß Sie als Leser einen Eindruck davon bekommen, was die AK zu bewirken vermag, und daß Fachleute aus angrenzenden Arbeitsfeldern inspiriert werden, sie in ihr methodisches Handwerkszeug aufzunehmen.

Inzwischen muß man leider sagen, daß nicht alle Therapeuten, die für sich in Anspruch nehmen, kinesiologisch zu arbeiten, dies auch tatsächlich tun. Soll Muskeltesten in der Diagnostik eingesetzt werden, so müssen eine Reihe von Faktoren überprüft werden; ungeschulte Anwender erhalten zwangsläufig unzuverlässige Ergebnisse – wodurch die AK gelegentlich in ein schlechtes Licht gestellt wird. Wenn Sie zum Beispiel jemanden aufsuchen, der behauptet, AK für das Austesten von Allergien zu verwenden, und sich mit nur einem einzigen Muskeltest begnügt, so wird sein Ratschlag wohl alles andere als vertrauenswürdig sein. Für die korrekte Anwendung der AK im therapeutischen Bereich müssen sehr präzise Verfahrensweisen eingehalten werden.

Angewandte Kinesiologie als Ergänzung zur holistischen Medizin

Die Reaktion vieler Ärzte auf ihre erste Berührung mit der AK ähnelt der von Dr. Rodney Adeniyi-Jones, der zum damaligen Zeitpunkt im Forschungslabor eines Lehrkrankenhauses arbeitete. Als er zum erstenmal einen Muskeltest beobachtete, zweifelte er nicht nur, sondern ignorierte ihn voll und ganz.

In Großbritannien liegt die medizinische Ausbildung so weit entfernt von der AK, daß die meisten britischen Ärzte von ihrer Existenz gar nichts wissen. Das ist sehr bedauerlich, zumal die Einbeziehung der AK in die medizinische Diagnose und Behandlung die Auslagen des *National Health Service* (des britischen Staatlichen Gesundheitsdienstes) für teure Medikamente und langwierige Tests senken würde. Die AK könnte Patienten eine Menge Qualen ersparen, die sie zum Beispiel aufgrund von Fehldiagnosen erleiden oder wegen der engen Grenzen der Schulmedizin im Umgang mit Streß, chronischen Schmerzen und vielen anderen Gesundheitsproblemen – besonders, da nur wenige Hausärzte und noch weniger Spezialisten alle Aspekte der Gesundheitstriade beachten. Die britischen Ärzte interessieren sich jedoch mehr und mehr für die ganzheitliche Medizin und werden immer aufgeschlossener für die Anwendung ergänzender Therapien wie Akupunktur und Homöopathie.

Dr. Adeniyi-Jones nahm schließlich an einem TFH-Kurs teil und entdeckte an sich selbst, wie gut Muskeltesten funktioniert. Zwei Jahre später, als er Kontakt zum ICAK aufnahm, einen Vortrag mit George Goodheart hörte und die Literatur studierte, erkannte er hinter den Techniken der *Applied Kinesiology* ein festgefügtes Gebäude aus detaillierter, exakt belegter Forschung. Er schreibt:

> „Das hat mich sehr erleichtert, und es gab mir die Information, die ich brauchte, um mich entscheiden zu können, ob ich AK wirklich ernst nehmen konnte. Ich konnte es. Die AK bildet nun einen zentralen Teil meiner Arbeit.
>
> Integration ist der Schlüssel zum therapeutischen Erfolg bei schweren Erkrankungen. Komplexhomöopathie, Krankenhauskost, Phytotherapie (Anwendung von Kräutern) und Aurikulotherapie (Ohrakupunktur) fügen sich leicht in das Behandlungssystem ein, neben Kranial- und Hüftregulierungen, emotionaler Unterstützung und neurologischer Integration.

Ich begriff nun, daß *jede* Form der Behandlung *alle* Seiten der Gesundheitstriade beeinflussen kann, daß aber keine außer der AK auf alle Seiten so direkt, wirkungsvoll und ausgewogen einwirken kann. Weil der Muskeltest nicht ,völlig objektiv' ist [das heißt der Tester ist Teil des Testes], bin ich froh, daß ich Laboruntersuchungen und andere Tests mit einbeziehen kann, vor allem bei ernsten und gefährlichen Krankheiten. In solchen Fällen sind die erzielten Ergebnisse, wenn die Behandlung durch die AK integriert wurde, allerdings spektakulär." (Vgl. auch den Artikel von Rodney Adeniyi-Jones: *Der Muskeltest – wie funktioniert er?*, in: Elizabeth Andrews, *Muskel-Coaching*; siehe Literaturverzeichnis)

Eine von Dr. Adeniyi-Jones' Patientinnen war eine Frau, die über eine ganze Reihe schmerzbereitender Probleme klagte.

Integrierte Behandlung

Jane war Firmenleiterin, 35 Jahre alt, und litt seit ihrem 17. Lebensjahr an schwerem Asthma, das sich auch nach einer Ernährungsumstellung aufgrund von Allergietests nicht besserte. Mit 30 entwickelte sie Endometriose, deren medikamentöse Behandlung zu Depressionen, Akne und Übergewicht führte. Vier Jahre später trat Arthritis auf. Die Medikamente dagegen verschlimmerten ihr Asthma.

Zu diesem Zeitpunkt suchte sie Dr. Jones wegen einer holistischen Behandlung auf. Innerhalb von vier Monaten nach Beginn einer integrierten Therapie mit *Applied Kinesiology* hatte sie weder Gelenk- noch Rückenschmerzen, keine geschwollenen Füße und keine Unterenergie mehr. Ihr Energieniveau erreichte den Normalzustand, ihre Periode wurde schwächer und weniger schmerzvoll, und ihr Asthma wurde ständig besser.

Während sich in Großbritannien die Krankenschwestern allmählich für AK und TFH begeistern, haben einige Kolleginnen in den USA eine Ausbildung in TFH bereits absolviert und setzen ihr Wissen bei Streß- und Schmerzlinderung im Krankenhausalltag um. Sie instruieren auch ihre Patienten so weit, daß diese die Selbsthilfetechniken – sogar im Krankenhausbett – anwenden können.

Die Hypnotherapeutin Christine Baldwin benutzte die AK ursprünglich, als sie als Beschäftigungstherapeutin im Krankenhaus arbeitete. Am Ende des TFH-Grundkurses konnte sie mittels AK bei Schlaganfallpatienten bereits die Muskelschmerzen lindern und die Kraft geschwächter Muskeln steigern. Beschäftigungstherapeuten, so sagt sie, „betrachten sich selbst als ziemlich ganzheitlich orientiert in ihrem Herangehen an Patienten. Wir berücksichtigen immer den geistigen und körperlichen Zustand des Erkrankten sowie dessen häusliche Umgebung, Beruf, Familienverhältnisse etc. Der Kinesiologieanwender verhält sich genauso und erwägt zusätzlich chemische/ernährungsbedingte und umweltbedingte Faktoren wie etwa Elektrosmog und geopathischen Streß."

Einige britische Zahnärzte beginnen, „holistische Zahnheilkunde" zu praktizieren. Sie sehen in ihren Patienten mehr als nur eine Ansammlung von Zähnen und integrieren die AK in ihre Arbeit. Einer von ihnen schreibt:

> „Der Einsatz von AK ist für die Zahnheilkunde ebenso von Bedeutung wie für jeden anderen Bereich der Gesundheitspflege. Außer einem Hilfsmittel bei der Diagnosefindung ist sie auch ein System, das die Korrektheit der verordneten Behandlung überprüft. Mit anderen Worten: Der Erfolg der verordneten Behandlung kann im voraus festgestellt werden anstatt auf einer Versuch-und-Irrtum-Basis.
>
> Die Behandlungsweise, auf die ich mich beziehe, stellt eine erweiterte Form der Zahnheilkunde dar, die man ganzheitlich nennen könnte. Sie eignet sich gleichermaßen für die einfache Zahnheilkunde, spielt aber eine noch bedeutendere Rolle, wenn sie dafür eingesetzt wird, im vollen Sinne das Wohlbefinden eines Patienten zu erfassen und zu verbessern. AK kann ferner dazu dienen, den eventuellen Bedarf an Nahrungsmittelzusätzen zu sondieren. Mit dem Wort Nahrung meine ich nicht Medikamente, sondern Substanzen, die wir zur Unterstützung und Erhaltung des Lebens benötigen."

Angewandte Kinesiologie und manipulative Therapien

Wie wir bereits sahen, entstand die AK innerhalb der Chiropraktik. Sie wird immer häufiger nicht nur von amerikanischen, sondern auch von britischen Chiropraktikern benutzt sowie von einigen Osteopathen und Physiotherapeuten. Ihre Anwendung in manipulativen Therapien erweitert die den Therapeuten zur Verfügung stehenden Möglichkeiten, wie ein Physiotherapeut sagte: „Sie stellt ein hervorragendes Mittel dar, das uns befähigt, die Körpersysteme auf eine in der Tat holistische, nichtangreifende und nichtkonfrontierende Art zu beurteilen und zu balancieren, ... und die Auswirkungen der Therapie zu überprüfen."

Chiropraktik

Chiropraktik ist ein manipulatives Behandlungssystem, das zahlreiche Techniken zur Auswahl anbietet. Nach Richard Cook, einem Chiropraktiker und Mitglied des ICAK, erübrigt der Muskeltest das Aufstellen von Vermutungen:

> „Wir gehören nicht mehr zur Sorte ‚Einrenker und Beter'. Wir verfügen über ein hochentwickeltes Gerät – den menschlichen Körper –, das uns Antworten liefert, wenn wir die richtigen Fragen stellen. Wir können bestimmen, was, wann und wie zu regulieren ist und ob die Korrektur erfolgreich war. Der Körper zeigt uns Probleme in der von ihm bevorzugten Reihenfolge auf, das heißt in der Abfolge, wie er sich die Korrektur wünscht. Wird dies berücksichtigt – auch wenn es Zeit in Anspruch nehmen mag –, so werden die eintretenden Verbesserungen auch das Warten wert sein.
>
> Chiropraktiker beheben in der Hauptsache strukturelle Fehler. Um aber heute auf dem Gebiet der Gesundheitspflege im vollen Sinne Therapeut zu sein, muß man sowohl die ernährungsbedingten und chemischen Probleme als auch die emotionalen Traumata verstehen können. Mit der *Applied Kinesiology* verfügen wir über die Mittel, um auf all diesen Bereichen zu arbeiten und – oft mit natürlichen und relativ einfachen Methoden – die Patienten in einen Zustand robuster Gesundheit zurückzuführen."

Ein Fall von chronischen Rückenschmerzen

Ein junger Mann, 23 Jahre alt, litt seit zwei Jahren an Schmerzen im unteren Rücken, mit wiederkehrenden starken Stichen, vor allem im linken Bein, und leichtem Taubheitsgefühl. Er kannte die Ursache zwar nicht genau, vermutete aber eine Verstauchung beim Windsurfen. Physiotherapie hatte bis zu einem gewissen Grad geholfen. Aber er verspürte immer noch einen ständigen dumpfen Schmerz im Gesäß und im Oberschenkel.

Chiropraktische Befunde offenbaren eine Haltungsverschiebung zur linken Seite hin, eine leichte Duraverdrehung (eine Verdrehung in der Dura, der Haut, die das Rückenmark schützt) und ein kürzeres linkes Bein. Die herkömmlichen Diagnosetechniken wie etwa Röntgenaufnahmen brachten nur wenig Informationen über die mögliche Ursache der Beschwerden. Mit Hilfe der *Applied Kinesiology* wurden die Muskeln im unteren Bereich des Rükkens auf ihre Integrität überprüft, und Therapielokalisierung ergab eine Verschiebung beim linken Iliosakralgelenk. Dieses wurde gerichtet mit spezifischen Techniken aus der Chiropraktik, die gleichzeitig die schwachen linken Unterschenkelflexoren ganz erheblich stärkten. Weitere Manipulation verbesserte die allgemeine Beweglichkeit des Patienten und beseitigte den dumpfen Schmerz weitestgehend. Nach nur vier Behandlungen war der junge Mann voll wiederhergestellt.

Sehr häufig wird die Ursache eines körperlichen Schmerzes nicht an der schmerzenden Stelle gefunden. Im folgenden Fallbeispiel trug ein Kieferproblem zu Schmerzen in Arm und Schulter einer Patientin bei.

Armschmerzen und ein Kieferproblem

Eine 46jährige Berufssängerin hatte seit über 10 Jahren Schmerzen in der linken Schulter und im linken Arm. Nun beeinträchtigten sie auch ihren Schlaf. Mit einem Jahr war sie an Mumps erkrankt und von da an auf dem rechten Ohr taub. Seit kurzem bemerkte sie Ohrensausen in ihrem gesunden Ohr.

Röntgenaufnahmen in der Halswirbelsäule zeigten, daß zwei Wirbel falsch ausgerichtet waren und auf die Bandscheibe drückten. Die kinesiologische Sondierung zeigte, wo schwache Muskeln waren und wo ihr Nacken gerichtet werden mußte. Darüber hinaus bemerkte der Anwender ein Kieferproblem bei der Frau, mit einem Kreuzbiß und anomaler Abnutzung ihrer Zähne vorne links. Sie erzählte von ihrem Zähneknirschen, das mit ihren Ohrgeräuschen in Verbindung stehen könnte.

Therapielokalisierung ihrer Kiefergelenke ergab ein größeres Kieferproblem und die Tatsache, daß Kauen für den Rest ihres Körpers Streß bedeutete. Der Praktiker korrigierte diese Probleme mit der Spindelzellentechnik (Muskelumprogrammierung). Im Anschluß an diese Behandlung schlief sie wesentlich besser, die Spannung im Kiefer ließ nach, und ihr Arm schmerzte nicht mehr.

132

McTimoney-Chiropraktikerin Isobel Stevenson praktiziert und unterrichtet AK und hat in Kraniosakral-Therapie ausgebildet. Ihrer Meinung nach ist Muskeltesten nicht nur für sie selbst, sondern auch für ihre Klienten von Nutzen. „Nach einer Wirbelsäulen- oder Beckenkorrektur etc. tritt plötzlich eine deutliche Veränderung bei der Muskelkraft ein. Das gibt dem Betreffenden ein sehr direktes Feedback über den Erfolg der Behandlung."

Die folgende Geschichte ist ein gutes Beispiel für die Möglichkeiten, Chiropraktik und AK ganzheitlich zu verbinden. Die Schulmedizin hätte die Patientin wahrscheinlich wegen einiger ihrer Symptome an einen Rheumatologen, einen Chirurgen mit Erfahrungen in der Orthopädie oder an einen Physiotherapeuten überwiesen, wegen anderer an einen Gastroenterologen. Die Kombination aus Chiropraktik und AK aber beseitigte schließlich all ihre Probleme.

Verdauungsprobleme und strukturelle Behandlung

Eine pensionierte Krankenschwester von 60 Jahren klagte über ein Druckgefühl in der Rippengegend, eine steifen Nacken, eine schmerzende linke Hüfte und über einen schmerzenden, zur Schwellung neigenden linken Fußknöchel. Ihre Gallenblase war 15 Jahre zuvor operativ entfernt worden. Seit mehreren Monaten litt sie an Verdauungsstörungen, seit drei Jahren an dünnflüssigem Stuhl und Hämorrhoiden. Außerdem verspürte sie des öfteren einen bohrenden Schmerz im rechten Unterbauch. Ihr Hausarzt hatte ihr wegen der Verdauungsbeschwerden ein Mittel gegen zuviel Magensäure verschrieben.

Die kinesiologische Sondierung ergab Dysbalancen in Magen, Dünn- und Dickdarm sowie ein Ileocaecalklappenproblem. Dieses beruhte laut Prioritätenfindung in erster Linie auf strukturellen Faktoren, das heißt einigen Verschiebungen im Bereich der Lendenwirbel; die Nerven in diesem Gebiet stehen auch mit der Ileocoecalklappe in Verbindung.

Zunächst erhielt sie zwei Sitzungen mit Chiropraktik nach McTimoney. Danach verbesserte sich ihr Nacken, die Schmerzen und Schwellungen im Knöchel verschwanden, und der Druck in der Rippengegend war nur noch selten spürbar. Ihre Stuhlentleerungen waren immer noch breiig, aber sie hatte nur noch eine pro Tag statt vier oder fünf. Die Hämorrhoidalbeschwerden ließen nach.

In der dritten Sitzung offenbarte der kinesiologische Test eine Hiatushernietendenz auf vorklinischer Ebene, das heißt in einem solch frühen Stadium, das sie mittels klinischer Diagnose nicht erfaßt werden konnte. Die dabei hauptsächlich beteiligte Störung war biochemischer Natur. Das Austesten von Nahrungsmitteln ergab eine Überempfindlichkeit der Frau vor allem gegen Milchprodukte, auf die sie einige Zeit verzichten wollte.

Sie erhielt weiterhin chiropraktische Behandlungen und achtete sorgfältiger auf ihre Ernährung. Zur Korrektur ihrer schwach testenden Abdominalmuskeln erklärte ihr der Anwender einige sanfte Übungen für zu Hause und empfahl Massage bestimmter kinesiologischer Punkte.

Nach vier Monaten hatte sich der Allgemeinzustand der Frau wesentlich verbessert und die Verdauung normalisiert, außer wenn sie Speisen aß, die Magenverstimmung hervorriefen. Es erübrigte sich eine direkte Behandlung sowohl des Ileocaecalklappenproblems als auch der Hiatushernie. Die strukturelle Behandlung und die Ernährungsumstellung ließen sie einfach verschwinden, indem sie sie indirekt ausglichen.

Osteopathie

Die Osteopathie erstrebt wie die Chiropraktik in erster Linie die Korrektur struktureller Probleme und benutzt die Manipulation neben der Arbeit an weichem Gewebe. Osteopathen und Chiropraktiker stimmen darin überein, daß die Behandlung der Wirbelsäule wie auch muskuloskelettaler (Muskeln und Knochen betreffender) Probleme den allgemeinen Gesundheitszustand verbessert.

Christopher Smith ist als Osteopath registriert, Mitglied des ICAK sowie führende Autorität und Lehrer der *Applied Kinesiology* in Großbritannien. Er beherrscht auch die Kranialtherapie. Wie das folgende Fallbeispiel zeigt, reicht seine Arbeit weit über die Beschäftigung mit Wirbelsäule, Gelenken und Muskeln hinaus.

Rückenschmerzen und Fruchtbarkeitsstörung

Frau M., eine 30 Jahre alte Sekretärin, quälten dauernde Schmerzen im unteren Rücken, die nach beiden Seiten ausstrahlten. Bisher konnte sie nicht schwanger werden. Sie war in zwei Verkehrsunfälle verwickelt gewesen und hatte Schnittverletzungen erlitten.

Die kinesiologische Sondierung ergab eine Beckenverdrehung und einen schwachen Piriformis (ein wichtiger Muskel in der Hüfte). Ihr Körper brauchte Kranialtherapie und Vitamin E.

Nach mehreren osteopathischen Behandlungen einschließlich Kraniosakral-Therapie ließen die Schmerzen nach und traten nicht wieder auf. Obwohl diese Methode nicht direkt auf die Beseitigung der Fruchtbarkeitsstörung zielte, wurde sie fünf Monate später schwanger.

Bei einem hyperaktiven Kind sucht man die Ursache oft in der Ernährung. Einige unglückliche Kinder wurden fast auf Nulldiät gesetzt von Leuten, die in nahezu jedem Nahrungsmittel Allergene vermuteten. Die AK ist demgegenüber von unschätzbarem Wert beim Identifizieren nicht der nächstliegenden, sondern der wirkungsvollsten Behandlung.

Ein hyperaktiver kleiner Junge

Dieses Kind litt unter Kopfschmerzen, Schlaflosigkeit und Hyperaktivität. Seine Mutter erzählte von seiner schweren Geburt: Die Wehen hätten sich in die Länge gezogen, so daß man zur Zange habe greifen müssen.

Die kinesiologische Sondierung ergab eine Kompression eines Schädelknochens des Jungen. Nach der Korrektur schlief er sofort besser, die weiteren Behandlungen verringerten seine Hyperaktivität beträchtlich. Sein Schlaf normalisierte sich, und die Kopfschmerzen verschwanden.

Examensangst

Eine Schülerin von 16 Jahren litt an panischer Angst vor ihrer bevorstehenden Prüfung. Aufgrund der kinesiologischen Sondierung wurde mit der Bachblüte Oak korrigiert, mit emotionalem Streßabbau, der Stimulierung eines Akupunkturpunktes und Vitamin-B-Zufuhr.

Bereits nach *einer* Sitzung blätterte die Schülerin viel entspannter in den Prüfungsunterlagen. Einen Tag vor ihrem Examen erhielt sie eine weitere Behandlung. Diese nahm ihr die Angst, und ihr Gedächtnis funktionierte bestens. Sie bestand erfolgreich in neun Fächern.

Physiotherapie

Sheila Cozens, eine Physiotherapeutin, begann sich über ergänzende Therapien zu informieren, weil sie bemerkte, daß bestimmte Patientengruppen von den bis dahin ausschließlich eingesetzten herkömmlichen Therapien unbeeinflußt blieben. Hierbei handelte es sich im allgemeinen um Menschen mit chronischen Problemen, die oftmals komplexe Symptome aufwiesen. Als sie zum ersten Mal eine TFH-Präsentation sah, fiel es ihr allerdings – wie anderen Therapeuten auch – schwer zu akzeptieren, daß Muskeltesten über das Wohlbefinden eines Menschen Auskunft erteilen kann. Angesichts ihrer physiotherapeutischen Ausbildung und Erfahrung löste dieses Konzept einige Konflikte bei ihr aus.

Während sie selbst balanciert wurde und man an ihr arbeitete, konnte sie Veränderungen in ihrem System wahrnehmen. Sie fühlte sich nachher völlig anders. Am darauffolgenden Tag ließen auch ihre Beschwerden merklich nach, die sie seit geraumer Zeit bemerkt hatte und die auf eine andere Behandlung nicht ansprachen.

Sheila belegte mehrere Kurse in AK, die sie für ein „sehr flexibles System" hält, „das unter vielen verschiedenen Umständen für unterschiedliche Arten von Problemen eingesetzt werden kann". Sie setzt die AK bei chronischen Fällen ebenso ein wie auch bei Menschen mit kurzfristigen Problemen und stellt fest, daß mehr und mehr Klienten regelmäßig zu Auffrischungssitzungen wiederkommen, während andere es vorziehen, sich rein vorbeugend balancieren zu lassen.

Eine Sofortheilung

Eine 36jährige Aerobiclehrerin litt, ohne die Ursache zu kennen, unter zunehmenden Schmerzen im Bereich der rechten Unterschenkelflexoren. Ihr stand zwei Tage später die Teilnahme an einem Marathonlauf bevor, und sie sorgte sich nun, darum, ob sie dafür fit sein würde. Ihr Hausarzt hatte nach einer Untersuchung einen Muskelriß diagnostiziert. Die kinesiologische Sondierung jedoch ergab eine andere Ursache.

Der Muskeltest gab als Priorität ein Ileocoecalklappenproblem an. Dieses`wurde kinesiologisch korrigiert. Danach wurde ihr gezeigt, wie sie die Korrekturpunkte selbst stimulieren könne. Zusätzlich wurden ihr noch einige Ratschläge in bezug auf ihre

Ernährung gegeben. Sie wurde gebeten, am darauffolgenden Tag zum Nachtesten der Korrektur wiederzukommen.

Die Frau hatte sich bereits erholt und war schon wieder gelaufen, bevor sie zur nächsten Sitzung erschien. Ihr Zustand verbesserte sich so stark, daß sie erfolgreich am Wettkampf teilnehmen konnte.

Zahnheilkunde

Die Zahnheilkunde wird normalerweise nicht zu den „manipulativen" Therapien gezählt. Sie kann sich tatsächlich aber negativ auf die Kiefergelenke auswirken. Die Arbeit an den Zähnen kann auch sehr viel Streß verursachen, besonders dann, wenn sie langwierig und schmerzhaft ist. Des weiteren kann sie die empfindliche Balance von Kiefer und Nacken beeinflussen, mit Auswirkungen auf andere Teile des Körpers. Einige Zahnärzte werden sich allerdings mehr und mehr dieser Einflüsse bewußt und lassen sich in AK und Kranial- oder Kraniosakral-Therapie ausbilden (die für ihre Patienten ebenfalls von großem Nutzen sein kann).

Das Kiefergelenk zum Beispiel (in der Nähe des Ohrs) spielt eine sehr wichtige Rolle bei der strukturellen Balance. Streß in diesem Bereich aufgrund einer Zahnbehandlung korrigiert sich oft von selbst, aber eine Korrektur durch AK kann ratsam und hilfreich sein. Zahnärzte, die AK praktizieren, erledigen dies sozusagen automatisch. Leider verfügen noch zu wenige Zahnärzte über das Wissen von diesen Zusammenhängen, wie das folgende Fallbeispiel zeigt.

Beinschmerzen nach Zahnarztbesuch

Gill, 43 Jahre alt, verspürte plötzlich Schmerzen in ihrem rechten Wadenmuskel, die sie sich nicht erklären konnte. Sie beeinträchtigten sie beim Sitzen, Liegen und Schlafen. Ein Osteopath sah sich nicht in der Lage, die Ursache zu finden; er vermutete ein Blutgerinsel. Gills Hausarzt stand auch vor einem Rätsel. Gill fühlte sich mittlerweile wie von Grippe befallen, müde, deprimiert und lethargisch; sie klagte über Verdauungsprobleme, Blähungen und Appetitmangel.

Eine Woche später zogen die Schmerzen auch in den Rücken, und sie klagte über migräneartige Kopfschmerzen, ein Symptom, das sie seit ihrer Kindheit nicht mehr gehabt hatte. Etwa drei Wochen nach dem Auftreten der Schmerzen besuchte sie einen TFH-Kurs. Ihre Kurspartnerin fand und korrigierte ein Ileocoecalklappenproblem. Man empfahl ihr, einen Chiropraktiker aufzusuchen, der kinesiologisch arbeitete. Sie setzte den Rat sofort in die Tat um. Dem Anwender bereitete es zuerst ebenfalls Schwierigkeiten, sich genau festzulegen. Er bestätigte zwar das Ileocoecalklappenproblem. Da die Korrektur aber nicht „hielt", schien es sich hierbei nicht um die Priorität zu handeln.

Schließlich bemerkte er ein Problem beim Kiefergelenk. Auf seine Frage erzählte Gill ihm von ihrem Zahnarztbesuch. Einen Monat zuvor hatte sie sich zwei langen Zahnbehandlungen unterziehen müssen, mit zwei neuen Kronen und einer Wurzelfüllung. Dabei mußte sie einmal ihren Mund eine Stunde lang weit aufhalten.

Nachdem das Kiefergelenkproblem korrigiert war, ließen sowohl die Muskelschmerzen als auch alle anderen Symptome nach.

Richard Sudworth, ein ganzheitlich arbeitender Zahnarzt, der AK anwendet, schreibt:

> „Die Beziehung des Kiefergelenks zum übrigen Skelett kann nicht oft genug hervorgehoben werden. Die Vorgänge im Kiefergelenk sind stark mit Struktur und Funktion des Nackens und des unteren Rückens verbunden. Korrekturen von Fehlstellungen im Kiefergelenk können mit der AK sondiert und überprüft werden. Nur so kann widerspruchsfrei und präzise über die physiologisch beste Position entschieden werden, durch die sich der Patient wohler fühlt und besser ‚funktioniert‘. Aus diesem Grund ist AK so wertvoll bei Patienten, die über Kopfschmerzen klagen, über mangelndes Wohlbefinden, absonderliche Schmerzen, und – was am heikelsten ist – bei solchen, die glauben, als Simulanten angesehen und im Stich gelassen worden zu sein.
>
> AK kann auch hinzugezogen werden, um aus der Vielzahl von Füllungsmaterialien das passendste auszuwählen. Manche Leute reagieren ungünstig auf Quecksilber-Amalgam-Plomben. Es wäre unklug, dieses Material zu entfernen, bevor feststeht, daß der Patient den Ersatz physiologisch verträgt. Dies läßt sich mit der AK leicht durchführen."

Muskeltesten eignet sich dazu, einzelne Zähne auszutesten, wenn die Ursache für Zahnschmerzen nicht sofort geklärt werden kann,

138

und um den Biß nach der Behandlung zu überprüfen. Er kann zu jedem Punkt einer zahnärztlichen Therapie benutzt werden, um den nächsten Schritt festzulegen und im Anschluß daran zu beurteilen, ob die Behandlung wirklich abgeschlossen ist. Jeder, der zu einem kinesiologisch ausgebildeten Zahnarzt gehen kann, darf sich glücklich schätzen.

Angewandte Kinesiologie für Künstler

Viele Berufe kennen bestimmte Risiken, angefangen von den immer wiederkehrenden Sehnenscheidenproblemen bei denen, die am Computer arbeiten, bis zu Nacken- und Rückenbeschwerden bei Menschen, die lange Strecken fahren. Elizabeth Andrews, kinesiologisch arbeitende Chiropraktikerin und Autorin des Buches *Muskel-Coaching* (vgl. Literaturverzeichnis), ist außerdem erfahrene Berufsgeigerin, und ihr besonderes Verständnis für die Probleme von Musikern hat zahlreiche Orchesterspieler in ihre Praxis geführt.

Schon das bloße Spielen eines Instruments kann über die Jahre zu Haltungsverzerrungen im Körper führen, in erster Linie beim Spielen von Instrumenten, die nur auf einer Seite gehalten werden, wie etwa Violinen oder Bratschen, sowie bei Blasinstrumenten, deren Betätigung Druck im Mund und deshalb auch im Kieferbereich erzeugt. Darüber hinaus gibt es im Leben eines Musikers viele Belastungen, die der Zuhörerschaft bei Konzerten völlig entgehen: unter hektischen, unangenehmen Bedingungen üben; während der Tournee von wertloser Nahrung und aus Koffern leben; Stücke spielen, die ihnen mißfallen, oder Musik spielen, die sie mögen, aber zum fünfzigsten Mal ...

Die meisten Probleme werden in vier Sitzungen gelöst. Es beginnt mit einer allgemeinen chiropraktischen Behandlung, um die Schmerzen zu lindern und den Körper so weit wie möglich wieder zu balancieren. Daran schließt sich eine kinesiologische Sondierung der wichtigsten Haltungsmuskeln und der Problembereiche an. Bei der nächsten Sitzung werden spezifische Probleme gründlicher untersucht. Im Mittelpunkt der dritten Sitzung stehen Streß und Ernährung. (Die Ernährung kann für Spieler sehr wichtig sein. Zucker zum Beispiel kann den Milz-Pankreas-Meridian schwächen, der mit den Muskeln in der Hand und im Unterarm in Verbindung steht.) Die vierte Sitzung stellt sicher, daß der Musiker seinen Beruf nun wieder im Vollbesitz seiner Kräfte und Fähigkeiten ausüben kann.

In der Therapie wird oft das Halten des Instruments überprüft und vorgeschlagen, wie unter weniger Anstrengungen und Verrenkungen gespielt werden kann. Die Musiker erlernen auch bestimmte Selbsthilfetechniken, die sie während der Proben durchführen können. Einer Violinistin mit Schmerzen im unteren Rücken konnte geholfen werden, indem man kleine Keile unter die hinteren Stuhlbeine legte, so daß sie sich nach vorn neigte und eine bessere Haltung einnahm – ein Hilfsmittel, das jedem „Schreibtischarbeiter" nützen könnte. Des weiteren zeigte man ihr bestimmte Punkte, deren Massage ihre Bauchmuskeln stärkte – ein Tip, den sie jederzeit in Pausen bei den Proben umsetzen kann.

Eine Violinistin mit Karpaltunnelsyndrom

Das Karpaltunnelsyndrom ist eine durch Überanstrengung hervorgerufene Verletzung. Die Sehne im Handgelenk entzündet sich und verursacht heftige Schmerzen. Die Schulmedizin empfiehlt einen Streckverband, einen Gips oder eine Operation. Bei einer Geigerin rufen solche Beschwerden dann natürlich enorme Zukunftsängste hervor.

Diese Frau hatte ihr Handgelenk während der Richard-Wagner-Festspiele überstrapaziert und konnte nur noch unter starken Schmerzen und dem Gefühl von Nadelstichen spielen. Die kinesiologische Sondierung ergab zueinander reaktive Muskeln in ihrem Unterarm und ihrer Hand, das heißt die Balance zwischen ihnen war gestört, so daß sie sich gegenseitig behinderten, statt zu kooperieren.

In diesem Fall lag die Ursache allerdings bei den Nerven im Nackenbereich. Der Anwender behandelte daraufhin ihre Nacken- und Schultermuskeln. Er riet ihr zu einer kurzen Spielpause, damit die Entzündung abklingen könne. Weiterhin zeigte er ihr einen Punkt auf den Rippen, dessen Stimulierung den betreffenden Bereich stärkte, und schlug einige Nahrungsmittelzusätze vor.

Nach nur vier Sitzungen konnte die Violinistin bereits langsam mit ersten Übungen beginnen. Da eine Verletzung dieser Art immer wiederkehren kann, wurde ihr empfohlen, sich regelmäßig prophylaktisch behandeln zu lassen.

Ein Oboist mit Ischiasproblemen

Jack litt seit einiger Zeit an Schmerzen, so daß man ihm zu einer Operation geraten hatte. Kinesiologisches Muskeltesten gab als Ursache für das Problem seinen „Ansatz" an, das heißt die Art, wie er beim Spielen seine Lippen um das Mundstück legte.

Der Zusammenhang zwischen Kiefer und Ischias läßt sich durch die Tatsache erklären, daß einige Knochen im Körper andere „imitieren". Das Kreuzbein, der schildartige Knochen am unteren Ende der Wirbelsäule, ähnelt in der Form dem Knochen an der Hinterseite des Schädels. Beide neigen dazu, einander nachzuahmen.

Im Falle des Oboisten erzeugte das Zusammenpressen der Lippen beim Spielen eine Störung im Kiefergelenk, die eine Blockierung von Schädelknochen hervorrief, die sich wiederum in den Knochen am Ende der Wirbelsäule widerspiegelten, wodurch Druck auf den Ischiasnerv entstand. Eine Operation im unteren Bereich des Rückens hätte das Problem des Mannes wohl kaum gelöst. Mit Hilfe der AK hingegen wurde die Ursache gefunden und der Heilungsprozeß eingeleitet.

Liz Andrews, auch eine leidenschaftliche Golferin, weiß aus Theorie und Praxis, was es heißt, *under fire* (in der Golfersprache: „unter paar") zu spielen. Wie Musiker kommen auch Tänzer und andere Entertainer oft kurz bei ihr vorbei, um sich vor wichtigen Auftritten austesten zu lassen. June, eine 25jährige Tänzerin, war ein typisches Beispiel.

Eine Tänzerin mit Knöchelverletzung

June dachte ernsthaft daran, ihre Bühnenkarriere aufzugeben, weil eine alte, immer wiederkehrende Verletzung trotz Betreuung eines Spezialisten und trotz entsprechender Übungen nicht abheilte. Sie war nach einem Sprung unglücklich gelandet und hatte sich den Fuß gebrochen. Obwohl er gut zusammenwuchs und auf der Röntgenaufnahme nichts mehr zu sehen war, ließ er sie immer wieder von neuem im Stich, gewöhnlich wenn es am meisten darauf ankam. Nun hatte sie ihr Selbstvertrauen verloren.

Ihre Fuß- und Beinmuskeln wurden balanciert und die Menisken wieder gerichtet. Sie wurde rebalanciert, während sie auf einem Bein hüpfte, und schließlich nahm sie die gleiche Position wie bei dem Unfall ein. Weitere Muskelstörungen wurden enttraumatisiert und mit emotionalem Streßabbau (ESR) balanciert. (Vgl. S. 87) Sie kehrte vergnügt zur Tanzklasse zurück. Trotz Warnungen, vorsichtig zu sein, tanzte sie begeistert „drauf los". Eine Woche später rief sie besorgt an und beklagte sich wieder über ihren Knöchel. Dieses Mal führte die Sondierung der Priorität auf eine Hüftverschiebung, ursprünglich verursacht durch übertriebenes Spagatüben in der Kindheit. Nach der Korrektur hatte sie keine weiteren Beschwerden mehr.

Dies ist ein gutes Beispiel für den Wert der Prioritätenfindung: tun, was der Körper wünscht, in der Reihenfolge, wie es der Körper wünscht. In Junes Fall rangierte die Fußverletzung vor der Hüftverschiebung. Die meisten Chiropraktiker hätten die Hüfte zuerst korrigiert, aber in diesem Fall hatte sich ihr Körper daran angepaßt und wollte – bei einer Tänzerin naheliegend – die Korrektur des Fußes zuerst.

Angewandte Kinesiologie als Hilfe bei der Auswahl von Nahrungszusätzen und Heilkräutern

AK kann sich als sehr nützlich für Naturheilkundige erweisen bei der Verordnung spezifischer Heilmittel, Diäten oder Nahrungsmittelzusätze. Die Fähigkeit, die Energie eines Menschen zu balancieren, erweitert jede Behandlung um eine neue Dimension, während die Empfehlung von Selbsthilfetechniken die Menschen in die Lage versetzt, sich aktiv am Heilungsprozeß zu beteiligen.

Ernährungstherapie

Wir erhalten heutzutage so viele einander widersprechende Ernährungsratschläge, daß man in Gefahr gerät, völlig verwirrt zu werden. Wenn es auch zahlreiche Richtlinien gibt, die für die meisten zutreffen, sind wir doch alle Individuen mit individuellen Bedürfnissen. AK hilft nicht nur herauszufinden, *was* der einzelne braucht, sondern auch, wie sich das möglicherweise je nach Situation wandelt.

1984 lernte Diana Church, eine qualifizierte Pharmazeutin mit 13jähriger Praxis, durch persönliche Erfahrung, wie sehr sich die eigene Gesundheit nach einer Ernährungsumstellung und der Einnahme der richtigen natürlichen Supplemente (Nahrungszusätze) verbessern kann. Sie studierte Ernährungswissenschaft und wurde 1986 Ernährungstherapeutin. Zur Unterstützung der Heilung empfahl sie eher Vitamine und Mineralstoffe als nur Nahrungszusätze. Sie kannte allerdings keinen Weg, um exakt zu ermitteln, welche Vitamine jeder einzelne Klient benötigte und in welchen Kombinationen. Deshalb mußte sie das jeweilige Ernährungsprogramm weitgehend auf der Basis von Versuch und Irrtum ausarbeiten.

1987 stieß sie auf die AK und integrierte sie mit großem Erfolg in ihre Praxis. Sie konnte nun austesten, welche Vitamine und Mineralstoffe jeder brauchte und in welcher Kombination. Diese Technik erwies sich als großer Vorteil und nach ihren Angaben auch als kostengünstig für ihre Klienten und beschleunigte deren Heilungsprozeß erheblich. Darüber hinaus kann sie nun den ganzen Körper viel ausgewogener behandeln.

Das Alter hindert nicht daran, mit AK und guter Ernährung Gesundheit wiederzuerlangen, wie die folgende Geschichte beweist.

Eine natürliche Antwort auf Darmprobleme

Ein Parkhauswärter, 61 Jahre alt, litt an zahlreichen unangenehmen Symptomen. Ihn plagten häufige Blähungen, er konnte „gesunde" Nahrungsmittel (Vollkornbrot und fast alle Gemüse) nicht vertragen, er klagte über Schmerzen im unteren Rücken, über steife Knie und Ellbogen und fühlte sich andauernd müde, angespannt und reizbar. Sein Arzt hatte zuvor eine Colitis diagnostiziert und ihm Medikamente verschrieben.

Die kinesiologische Sondierung erbrachte eine ernste Störung im Vitamin- und Mineralhaushalt sowie ein Ileocaecalklappenproblem. Auch eine andere Klappe des Darmes arbeitete nicht mehr richtig. Diese Mängel wurden mit der AK korrigiert, und ein Ernährungsplan wurde erstellt, um den Vitamin- und Mineralmangel auszugleichen.

Zwei Wochen später, bei seiner zweiten Sitzung, fühlte sich der Mann bereits so wohl und schmerzfrei wie seit Jahren nicht mehr. Danach erhielt er monatlich eine kinesiologische Balance und blieb bei guter Gesundheit. Er ist energiegeladen, kann fast jedes

Gemüse essen, seine Verdauung funktioniert vorschriftsmäßig, und seine Schmerzen gehören der Vergangenheit an.

Während ganzheitlich orientierte Ärzte und Heilpraktiker heutzutage bei physischen Beschwerden oft nach emotionalen Ursachen suchen, kann umgekehrt die Körperchemie die Emotionen ebenso beeinflussen.

Diät und Streß

Eine 42jährige Sekretärin konnte nicht arbeiten. Sie litt an Verwirrtheitszuständen, Müdigkeit, am prämenstruellen Syndrom und einem völligen Mangel an Selbstvertrauen und Motivation. Früher lief sie gerne, aber daran hatte sie jetzt keine Freude mehr. Ihr Arzt diagnostizierte Depression und verschrieb ihr Antidepressiva, die aber nicht halfen.

Es wurde herausgefunden, daß eine Störung im Vitamin- und Mineralstoffhaushalt sowie ein ernster Zinkmangel vorlagen. Ihre Nebennieren, die streßverarbeitenden Drüsen des Körpers, waren erschöpft, und ihr Blutzuckerspiegel schwankte außerhalb der Normalwerte. Man empfahl ihr ein Programm von Zusatzstoffen zur Unterstützung ihrer Nebennieren und zur Balancierung ihrer Vitamin- und Mineralstoffwerte sowie regelmäßig monatliche kinesiologische Behandlungen.

Der Zustand der Frau verbesserte sich rasch. Die Depressionen verschwanden, sie nahm ihre Arbeit wieder auf, und innerhalb von sechs Wochen fühlte sie sich so gut, daß andere Leute sogar die Veränderungen an ihr kommentierten. Sie kann wieder Langstrecken laufen, und das prämenstruelle Syndrom und die Depressionen sind überwunden, auch in Streßsituationen.

Aromatherapie

Die Aromatherapie, ein Heilungsansatz der Antike, benutzt Massage in Verbindung mit sorgfältig ausgewählten ätherischen Ölen, deren Geruch und Zusammensetzung eine heilende Wirkung im Körper auslösen. Jedes dieser Öle, die aus Pflanzen gewonnen werden, heilt in vielerlei Hinsicht. Es zeichnet einen fachkundigen Aromatherapeuten aus, daß er für jeden die richtigen Öle oder Kombinationen von Ölen findet. Neben anderen diagnostischen

Informationsquellen hilft Muskeltesten bei der Auswahl der passendsten ätherischen Öle. Die kinesiologischen Korrekturtechniken können zur Unterstützung der Behandlung ebenfalls in die Aromatherapiemassage integriert werden.

Die Muskel-Meridian-Organ-Drüsen-Sondierung liefert dem Anwender zusätzliche Informationen nicht nur über den Energiezustand des einzelnen und wie er sich auf die Gesundheit auswirkt, sondern auch über Störungen in der feinstofflichen Energie, die zu gesundheitlichen Problemen führen können.

Darmreizungssyndrom (Colonirritation)

Maureen, eine 30 Jahre alte geschiedene Marketingberaterin, suchte die Aromatherapeutin Jacqueline Taylor wegen eines irritablen Colons auf, das Schmerzen und Verstopfung nach sich zog. Sie ertrug diesen Zustand nun seit über fünf Jahren. Des weiteren plagten sie nervöse Zuckungen.

Eine kombinierte Sondierung aus AK und Aromatherapie zeigte zahlreiche Muskelungleichgewichte einschließlich solcher, die in Beziehung zum Dickdarm standen, und erforderte eine genauere Betrachtung von Maureens Ernährungsweise, da sie täglich sechs Tassen Kaffee und zwei oder drei Glas Alkoholisches trank. Maureen litt außerdem an emotionalem Streß aufgrund ihrer Scheidung, die einige Jahre zurücklag, und an einem postoperativen Trauma – die Folge einer Operation wegen eines Darmprolapses.

Sie erhielt vier Sitzungen mit Aromatherapiemassage und mit Aktivierung spezifischer kinesiologischer Reflexe. Muskeltesten zeigte an, daß sie bei jeder Sitzung andere Öle benötigte. Darüber hinaus wurde ihr empfohlen, zu Hause ätherische Öle beim Baden zu verwenden, ihre Ernährung umzustellen, ihren Alkoholkonsum zu reduzieren und mehr Wasser zu trinken. Zur Bewältigung ihrer emotionalen Probleme halfen emotionaler Streßabbau und Visualisieren.

Während der zweiten Sitzung konnte sich Maureen tief entspannen. Beim dritten Termin klagte sie weder über Schmerzen noch über Unwohlsein in der Darmgegend und fühlte sich emotional gefestigter. Bis zur vierten Sitzung hatte sich ihre Verdauung normalisiert, ihr Magen blähte sich nicht mehr auf, sie war schmerzfrei, die ursprünglich schwach getesteten Muskeln hielten nun. Nur an einem Tag plagten sie körperliche Beschwerden, nachdem sie zuvor auswärts gegessen und Alkohol getrunken hatte; das bestätigte ihr, daß die Ernährungsumstellung notwendig war. Sie genoß die Behandlungen und kam regelmäßig wieder, um ihr neues Wohlgefühl noch zu verstärken.

Phytotherapie

Die Phytotherapie ist eine immer populärer werdende Form der Naturheilkunde. Richtig angewandt bietet sie eine sichere Alternative zu Medikamenten, ohne die Gefahr von Nebenwirkungen. Die Phytotherapie wirkt durch Beeinflussung der Körperchemie, und wie wir bereits sahen, erweist sich die AK als äußerst hilfreich beim Austesten aller Aspekte der Körperchemie und beim Korrigieren darauf bezogener Probleme.

Ausgebildete Phytotherapeuten können aus einer Vielzahl von Pflanzen auswählen, und oft stehen zur Behandlung spezieller Symptome mehrere Pflanzen zur Verfügung. Mit der AK kann der Phytotherapeut die erfolgreichste Pflanze oder Kombination von Pflanzen bestimmen. Zur gleichen Zeit können auch andere Aspekte der betreffenden Person berücksichtigt werden, wie zum Beispiel das Balancieren von Emotionen oder die Koordination von rechter und linker Gehirnhälfte.

Postoperatives Trauma

Eine 17jährige Schülerin, deren Hals sich seit ihrer Mandeloperation vier Jahre zuvor dauernd entzündete, kam zur Phytotherapeutin Daphne Benjamin. Der Hausarzt des Mädchens hatte ihr Antibiotika verschrieben. Die kinesiologische Sondierung ergab nervöse Spannungszustände, die möglicherweise von einer Virusinfektion herrührten. Das entsprechende pflanzliche Mittel erbrachte nicht den erwünschten Erfolg, ein Hinweis darauf, daß die Ursache des Problems nicht in der Virusinfektion lag.

Im Anschluß daran wurde mit Hirn-, Körper- und Energieintegration (Techniken der *Health Kinesiology*) der emotionale Aspekt der Gesundheit des Mädchens untersucht. Das Halten der ESR-Punkte versetzte die Patientin in die Lage, ihre Ängste zu identifizieren. Es stellte sich heraus, daß sie seit dem Zeitpunkt, als für die Mandeloperation eine Maske über ihr Gesicht gezogen wurde, an Erstickungsängsten litt. Die ESR-Behandlung half beim Klären dieses Problems. Sie erhielt eine stärkende Pflanzenmischung, um ihrem „System" allgemein Auftrieb zu geben.

Einen Monat später erzählte die Schülerin, daß keine Halsentzündungen mehr aufgetreten seien. Die Auflösung des emotionalen Traumas befähigte ihren Körper, sich selbst von Entzündungen im Hals zu befreien, unabhängig davon, ob nun eine Virusinfektion vorlag oder nicht. Auch einige Zeit später waren die Halsprobleme nicht wiedergekehrt.

Beratung, Psychotherapie und Lebensstil

Heutzutage schenkt man sowohl in der Alternativmedizin als auch in der Schulmedizin der Gesundheitsriade viel mehr Aufmerksamkeit. Man versteht den Einfluß des Geistes auf die Gesundheit wesentlich besser, vor allem (aber nicht ausschließlich) im Bereich der energetischen Medizin. Therapeuten neigen seltener dazu, zu ihren Klienten zu sagen: „Reißen Sie sich zusammen!"

Emotionaler Streß kann physische Schmerzen und Spannungen hervorrufen, die durch eine Muskelbalance gelindert werden können. Chemische Faktoren können zu emotionalem Streß beitragen: Depressive oder angespannte Menschen nehmen oft sehr viel Kaffee oder Zucker zu sich, ohne zu realisieren, daß Kaffee den Streß vermehren kann, während übermäßiger Zuckergenuß zu Stimmungsschwankungen beiträgt. Aus diesem Grund kann eine Ernährungsumstellung alleine schon das Streßniveau senken.

Mittels AK kann der Anwender aufgrund des körperlichen Biofeedbacks sagen, wie sich ein emotionales Thema auswirkt, selbst dann, wenn sich der Betroffene dessen gar nicht voll bewußt ist. Techniken wie emotionaler Streßabbau und emotionale Balance zusammen mit Energiebalance können dem einzelnen helfen, seine Probleme zu erkennen und zu bewältigen.

Integrierte Behandlung

Einige Berater und Psychotherapeuten betrachten AK als Hilfsmittel von unschätzbarem Wert für ihre Arbeit, andere haben sie auf ihre Weise verändert. Dr. Harry Howell, ursprünglich Lehrer für

Hypnose und Psychotherapie, lernte in den siebziger Jahren die *Applied Kinesiology* kennen. Heute leitet er seine Schule für *Integrated Kinesiology*, deren Lehrplan die ganzheitliche Gesundheit umfaßt, einschließlich der von ihm selbst entwickelten *Psyche-Kinesiology*.

Diese „Psychokinesiologie" ging aus Howells psychotherapeutischem Hintergrund hervor. Er fand heraus, daß die Dominanz einer Hirnhemisphäre häufig bei psychischen Problemen mit eine Rolle spielt, weil der ununterbrochene Gebrauch nur einer Hirnhälfte zu geistiger Überbeanspruchung führen kann. Außerdem bestimmt er mit emotionalen Testpunkten am Kopf, welche Emotionen zuviel stimuliert wurden, und beruhigt mit Organpunkten diese Emotionen.

Neurosen, Psychosen, Schizophrenie und manische Depression sprechen alle hervorragend auf Untersuchung und Behandlung durch Psychokinesiologie an. Sie berücksichtigt wie alle kinesiologischen Systeme den Zusammenhang zwischen Körper und Geist. Die Behandlung beinhaltet Stimulierung oder Sedierung von Meridianpunkten, Ernährungsumstellung, Manipulation und manchmal Farb-, Musik- oder Lasertherapie.

Während einige wenige Psychotherapeuten mit langer Erfahrung wie Dr. Howell befähigt sind, ernste psychische Probleme anzugehen, werden die meisten Anwender der Kinesiologie klinische Fälle an den entsprechenden Experten überweisen. Allerdings steht jedem Anwender die Technik des emotionalen Streßabbaus zur Verfügung, um Streß und Niedergeschlagenheit des Alltags in Angriff zu nehmen. Einige sind auch von Natur aus gute Berater, und andere haben entsprechende spezielle Ausbildungen gemacht.

Beratung

Gewöhnlich suchen Menschen einen Berater auf, wenn sie ein bestimmtes Problem gerne besser verstehen oder verändern wollen. Hierbei kann es sich um bestimmte Lebenssituationen handeln, wie etwa Schwierigkeiten in der Ehe oder bei der Arbeit, oder um Verhaltensmuster oder Einstellungen, wie Sucht oder geringe Selbstachtung.

Beratung in Kombination mit AK bietet eine äußerst effektive Methode, um mit diesen Themen umzugehen, und sie können in der Regel in einem viel kürzeren Zeitraum bewältigt werden als nur mit Psychotherapie allein. Die AK hat viele Techniken aus dem Neurolinguistischen Programmieren (NLP) übernommen. NLP bietet zahlreiche Methoden an, die den Menschen mehr Wahlmöglichkeiten für die Art des Denkens über die Dinge geben, – und damit mehr Entscheidungsfreiheit für ihr Leben. Zu den NLP-Techniken zählen: Festlegen positiver Ziele und Ergebnisse (in TFH und PKP angewandt, beschrieben in Kapitel 6), Einsatz spezieller Augenstellungen wie in der Biokinesiologie, Altersrezession wie in THREE IN ONE CONCEPTS sowie Techniken, um die Wahrnehmung der Vergangenheit zu verändern.

Viele der in früheren Kapiteln beschriebenen Korrekturen der AK können dazu beitragen, mit den Arten emotionalen Ungleichgewichts umzugehen, mit denen Berater oft konfrontiert sind. Die nachfolgende Liste vermittelt Ihnen einen Eindruck vom Spektrum der in Frage kommenden Techniken. Es erübrigt sich wohl der Hinweis, daß ein Berater für jeden Klienten sehr sorgfältig die ihm entsprechende Methode auswählen wird.

- Festlegen wohlgeformter Ziele oder Ergebnisse (das heißt ermitteln, was Sie wollen, anstatt sich darauf zu konzentrieren, was Sie nicht wollen)
- Emotionaler Streßabbau
- Hirnhemisphären-Integration
- Altersrezession
- Emotionale Balance mit dem Gesetz der Fünf Elemente
- Bachblüten
- Psychologische Umkehrung
- Phobienheilung
- Auflösen von Konflikten zwischen verschiedenen eigenen Überzeugungen (oft bei Süchten)

Auch die auf diesen Gebieten in Frage kommenden Selbsthilfetechniken werden den Ratsuchenden vermittelt: emotionaler Streßabbau, Ernährungsumstellung, Bachblüten und Techniken zur Förderung der Hirnkoordination; sie alle helfen die emotionale Balance schaffen und erhalten.

Ich selbst (Maggie la Tourelle) arbeite mit AK, als NLP-Anwenderin und als Beraterin. Einige Sitzungen mit Klienten bewegen sich mehr in Richtung Beratung als zur Energiebalance, je nach den jeweiligen Bedürfnissen des Betreffenden.

Depressionen

Helen, eine 39jährige Lehrerin und alleinerziehende Mutter, suchte mich wegen Erschöpfung und Depressionen auf, an denen sie seit der Geburt ihres Sohnes (vor 12 Jahren) litt. Seit zehn Jahren war sie bei einem psychiatrischen Krankenhaus in ambulanter Behandlung. Des weiteren klagte sie über Schmerzen im oberen Bereich der Brust und über unregelmäßige Menstruationszyklen.

Meine Sondierung fand sie in einem Tief. Seit nunmehr 12 Jahren hatte sie sich auf ihre Probleme konzentriert, niemals eine positive Lebensperspektive für sich in Erwägung gezogen, und sie hatte auch keine Vorstellung davon, wie diese aussehen könnte.

Der Schmerz im oberen Teil ihrer Brust resultierte teilweise aus Muskelungleichgewichten. Beim Testen eines IMs mit meiner Hand in ihrem Energiefeld erkannte ich, daß der Schmerz teilweise auch auf eine emotionale Störung in diesem Bereich des feinstofflichen Energiekörpers zurückging. Ihre Meridianenergie war ziemlich unausgewogen, und ihre Ernährung verdiente nähere Aufmerksamkeit.

Der erste und wichtigste Teil der Arbeit bestand darin, ihr dabei zu helfen, eine Richtung zu finden und zu entdecken, was sie für sich wollte und wie sie sein wollte, sowie eine realistische Vorstellung davon zu bekommen, wie das sein würde. Zum Festlegen dieses wohlgeformten Ziels gelangten wir in den ersten Sitzungen. Ihre tiefen Depressionen ließen nach und kehrten nicht mehr zurück. Den Schmerz in ihrer Brust beseitigte eine Muskelbalance in diesem Bereich und eine unterstützende Heilung im Energiefeld über dem Schmerz. Regelmäßige Energiebalancen brachten die Energien ihres Körpers in Einklang, woraufhin ihre Erschöpfung merklich nachließ. (Sie übte einen anstrengenden Beruf aus.) Ihr Menstruationszyklus normalisierte sich.

Sie half sich selbst, um zwischen den Sitzungen das Leben gelassener zu sehen, mit Überkreuzbewegungen zur Balancierung der Hirnhälften, mit Augenrotationen und emotionalem Streßabbau.

Im Verlauf der Therapie setzte ich auch andere Techniken ein wie Altersrezession und emotionale Balance. Die Hauptveränderungen erzielten wir innerhalb von fünf oder sechs Sitzungen.

Helen lebt nun fröhlich und zufrieden und bewältigt die Aufgaben ihres arbeitsreichen Lebens gut. Von Zeit zu Zeit kommt sie zu Sitzungen, in dem Wissen, daß sie vorbeischauen kann, wenn sie zusätzliche Unterstützung braucht. Zu der ambulanten psychiatrischen Behandlung brauchte sie bis jetzt nicht mehr zu gehen.

Managementtraining

Immer mehr Unternehmen und Organisationen im privaten und öffentlichen Sektor erkennen den Wert des Investierens in das Arbeitsklima und in das Wohlbefinden ihrer Belegschaften. Professor Cary Cooper, ein weltweit anerkannter Experte für Streßmanagement am Arbeitsplatz, hat gezeigt, daß es sich für Unternehmen auszahlt, die psychischen Bedürfnisse ihres Personals zu berücksichtigen. Zufriedenere Angestellte bedeuten weniger verlorene Arbeitsstunden und natürlich höhere Profite. AK kann schnell wirksame Wege anbieten, um Ziele zu setzen, um die Kommunikation, die Leistung und die Kreativität zu steigern, um Streß zu reduzieren und Harmonie bei jedem einzelnen und auf Gruppenebene zu schaffen.

Eines der nützlichsten Hilfsmittel in der AK ist das Zielesetzen. Die Leitgedanken stammen aus dem NLP, und sie können sowohl bei einzelnen Menschen als auch in Gruppen leicht angewandt werden. Muskeltesten kann als erstaunlich wirksames Demonstrationsinstrument dienen für kinesiologisch arbeitende Trainer, die Unternehmen beraten. Mit ihm kann man die körperlichen und geistigen Folgen mangelhafter Kommunikation, mangelhaften Essens und disorganisierter neuronaler Funktionskreise zeigen (das heißt einer mangelnden Körper-Geist-Integration). Für alle diese Probleme können Selbsthilfekorrekturen trainiert werden.

Bei Kommunikationstrainings demonstriert der Muskeltest die unmittelbaren körperlichen Auswirkungen von gesprochenen Worten auf Menschen. Wörter wie zum Beispiel „aber" und „sollte" schwächen die meisten Menschen, während „und" sowie „würde gerne" die Mehrheit stärken. Obwohl wir wissen, daß ein Lob die Stimmung hebt und Kritik sie senkt, realisieren nur sehr wenige (bis sie es intensiv miterlebt haben), welch einen mächtigen Einfluß Lob und Kritik auf ihre gesamte Physiologie ausüben.

Viele Kinesiologietechniken für die private Praxis können auch sinnvoll in der Arbeitswelt eingesetzt werden: Sondieren und Korrigieren elektromagnetischer Fehler, die Unordnung in Körper und

Geist verursachen; die Verbesserung der Kommunikation zwischen den Augen und dem Gehirn und zwischen den Ohren und dem Gehirn sowie Hemisphärenintegration für klares und ausgewogenes Denken.

Chemische Faktoren, die die Leistung ungünstig beeinflussen, können auch leicht vorgeführt werden, wie etwa der schwächende Effekt von Kaffee, Zucker, Schokolade, Zigaretten, Alkohol etc. Im Gegensatz dazu kann der stärkende Effekt von reinem Wasser und frischen Früchten diejenigen, die sich in gesunder Ernährung nicht auskennen, davon überzeugen, daß sich Änderungen ihrer Ernährungsgewohnheiten lohnen würden.

Die wohl nützlichste Selbsthilfetechnik ist die des emotionalen Streßabbaus, die auf Gegenwart, Vergangenheit und Zukunft bezogen werden kann. Jeder, vom Direktor bis zum Fabrikarbeiter, kann von dieser einfachen, wirksamen Technik profitieren. Mit Schläfenklopfen können die vorgenommenen Veränderungen verstärkt werden. Diese Techniken bringen nicht nur Verbesserungen für den Augenblick, sondern können auch weiterhin sowohl zu Hause als auch am Arbeitsplatz selbst durchgeführt werden.

All diese und andere Techniken können in nur einer Unterrichtseinheit vermittelt werden. Sie helfen, die Beziehung zu Kollegen zu festigen, eine positive Einstellung zur Arbeit zu gewinnen sowie ein Gefühl des Wohlbefindens im Beruf und im Leben ganz allgemein zu empfinden.

Streß in der Firma

Die Abteilung einer großen Firma stand vor beträchtlichen Kürzungen im Budget, verbunden mit einigen Umstrukturierungen. Dies rief bei der Belegschaft verständlicherweise Streß und Angst hervor.

Ich wurde eingeladen, eine Trainingsstunde abzuhalten. Alle Angestellten der Abteilung besuchten die Sitzung, die AK und andere Übungen aus dem Managementtraining zusammen vorstellte.

Während des Treffens bat ich sie, ihre Ziele noch einmal zu überprüfen, als Einzelperson und als Gruppe. Sie erkannten den Wert klarer und positiver Kommunikation und erlernten Selbsthilfetechniken, um den Streß zu reduzieren, um Leistung und

Kreativität zu fördern und ihre Gesundheit durch gesündere Ernährung zu steigern.

Obwohl sich einige Mitglieder zuerst über den Wert einer solchen Schulung unsicher waren, waren sie zum Schluß doch froh, teilgenommen und profitiert zu haben. Sie kamen auf neue Ideen, schmiedeten Pläne für die Zukunft, fühlten sich viel positiver und enger miteinander verbunden und freuten sich auf eine bessere Zusammenarbeit.

Hypnotherapie

Christine Baldwin, eine ehemalige Beschäftigungstherapeutin, zu Beginn dieses Kapitels bereits erwähnt, arbeitete in den letzten vier Jahren als selbständige Hypnotherapeutin. Seit ihrer Ausbildung in AK hat sich ihre Arbeit erheblich geändert.

> „Ich bin mir der Wechselwirkungen zwischen Körper und Geist mehr bewußt. Wenn mich zum Beispiel jemand mit einem Alkoholproblem aufsucht, können eine chemische Störung oder auch emotionale Konflikte zur Alkoholabhängigkeit geführt haben. Das gleiche gilt für einen Raucher, dem es Schwierigkeiten bereitet, mit dem Rauchen aufzuhören, oder für einen Menschen mit Gewichtsproblemen oder einen Depressiven etc. Fast alle Probleme, mit denen die Menschen zur Hypnotherapie kommen, bedürfen zuerst einer kinesiologischen Sondierung.
>
> Eine der typischsten physischen Ursachen für emotionale Probleme, Kopfschmerzen, Schlaflosigkeit etc. ist Candidiasis (Candida albicans). Auch Allergien können zahlreiche Probleme hervorrufen. Desensibilisierung gegenüber dem Allergen kann das geistige und körperliche Wohlbefinden des Betroffenen verbessern."

AK bietet auch abgekürzte Verfahren an für Therapeuten mit Klienten, die Hypnose ablehnen, entweder aus Angst vor dem, was aufgedeckt werden könnte, oder davor, die Kontrolle zu verlieren.

> „Ich stoße oft auf unerkannte Traumata, wenn ich nach anfänglichem Widerstand (gegen Hypnose) die kinesiologische Altersrezession einsetze. Ich schlage nicht vor, daß bei verdrängten Vorfällen AK an die Stelle der Hypnotherapie treten soll. Aber ich habe erfolgreich gearbeitet, indem ich dieselben NLP-Techniken wie in der Hypnose verwendet habe. Ich greife während der Hypnose immer

auf emotionalen Streßabbau zurück, wenn es keine andere Möglichkeit zu geben scheint, den Streß eines inneren Konflikts aufzulösen. Und es funktioniert wunderbar!

Bei einigen Klienten wechsle ich von der Hypnose über die AK zur Beratung und wieder zurück, je nachdem, was meinem Gefühl nach der beste Weg zur Lösung des Problems ist. Ich wende alle von mir erworbenen Fähigkeiten dort an, wo sie passen, wie zum Beispiel Reflexzonentherapie, Shiatsu, Massage etc."

Mit Hypnotherapie und AK hat Christine eine ganze Reihe von Problemen behandelt, auch Depressionen, Eßstörungen, Phobien und Ängste allgemein. Manche Fälle (wie Examensangst oder Führerscheinprüfung) lassen sich nach nur zwei oder drei Sitzungen abschließen. Kompliziertere Fälle, die die Kindheit oder andere vergangene Traumata einbeziehen, dauern länger.

Ängstlichkeit und Phobien

Ein Selbständiger, 30 Jahre alt, suchte Hilfe wegen zahlreicher Probleme: starke Ängstlichkeit, nervöse Symptome, Beziehungsschwierigkeiten, geringe Selbstachtung, konkrete Ängste (zum Beispiel vor Höhen, vor Aufzügen, als Mitfahrer in einem Auto, vor Schlangen und Krokodilen. Außerdem litt er an einem irritablen Colon.

Die Therapeutin erkannte die Notwendigkeit, die Wurzel seiner emotionalen Probleme zu finden. Ihre kinesiologische Sondierung ergab erschöpfte Nebennieren und zahlreiche Energieblockaden im Meridiansystem. Er erzählte ihr, daß er sich wie gefangen fühle und als ob er die Kontrolle verliere und daß ihn seit seinem elften Lebensjahr eine Zwangsvorstellung vom Tod quäle.

Während der zweiten bis sechsten Sitzung wurde er mit Hypnose in die Kindheit zurückversetzt. Die Therapeutin bediente sich der NLP-Techniken, um ihn von diesen angstbesetzten Erinnerungen zu befreien. Es stellte sich heraus, daß er als Kind Zeuge eines Selbstmordes gewesen war, mit dem seine derzeitigen Ängste und Phobien in Zusammenhang standen.

Während der siebten bis neunten Sitzung halfen ihm emotionaler Streßabbau und andere Balancetechniken, ohne übermäßigen Streß in die Erinnerung zurückzugehen; danach ging es weiter mit Hypnoanalyse und von der dreizehnten bis fünfzehnten Sitzung

wieder mit AK. Der kinesiologische Test ergab zahlreiche Überempfindlichkeiten, besonders gegen Milch, für die Desensibilisie-
rungstechniken angewandt wurden.

Nach einer zweimonatigen Unterbrechung der Behandlung kam
er für weitere vier Sitzungen wieder. Er konnte sich nun selbst
hypnotisieren und sich an vergangene Ereignisse sehr lebhaft
erinnern, deren Wirkungen mit NLP- und Kinesiologietechniken
sowie mit Bachblüten ausgeglichen wurden.

Zum Zeitpunkt der Niederschrift (vor Abschluß der Therapie)
konnte er sich schon viel besser entspannen und fühlte sich in
persönlichen Beziehungen zuversichtlicher.

Energetische Medizin

Der auf Heilen ausgerichtete Teil der AK ließe sich in den Bereich
der energetischen Medizin einordnen, die mit dem Akupunktursystem sehr eng verknüpft ist. Außerdem steht sie in bestem Einklang
mit anderen Formen der energetischen Medizin wie etwa dem geistigen Heilen.

Akupunktur

Marek Urbanowicz ist ein in AK ausgebildeter Akupunkteur. Nach
seinen Ausführungen unterscheiden sich Akupunktur und AK in erster Linie dadurch, daß AK im 20. Jahrhundert aus einer strukturellen Sichtweise des Körpers auf der Basis der Chiropraktik entstanden ist, während die Akupunktur Bestandteil der traditionellen östlichen Medizin ist, die Tausende von Jahren zurückreicht.

„Angewandte Kinesiologie hat bestimmte Grundmodelle der östlichen Medizin übernommen wie etwa die Meridiane und das Konzept der Qi-Energie. Innerhalb der östlichen Medizin gibt es verschiedene Schulen, und die Angewandte Kinesiologie hat Teile aus
dem sogenannten Fünf-Elemente-Modell übernommen und angewandt. Wenn sich die Angewandte Kinesiologie weiter entfaltet,
greift sie vielleicht noch auf andere Modelle der Akupunktur zurück.
In diesem frühen Stadium ihrer Geschichte kennt sie nur einen sehr
vereinfachten Zugang zur Theorie der Akupunktur. Sie zeigte sich
allerdings erfolgreich darin, einige der esoterischen Vorstellungen zu

entmystifizieren, indem sie durch manuelles Muskeltesten deren Gültigkeit bewies.

Akupunktur alleine spricht nur *einen* Aspekt der Gesundheitstriade an und behandelt nicht direkt die Körperchemie oder Struktur. Es ist jedoch möglich, Veränderungen in diesen Gebieten indirekt herbeizuführen. Ein Akupunkteur, der Angewandte Kinesiologie anwendet, betrachtet den Patienten aus einer viel umfassenderen Perspektive. Er kann strukturelle Faktoren berücksichtigen, Nahrungsmittelempfindlichkeit und Nährstoffmangel, und er kann den Patienten von einem westlichen und einem östlichen Standpunkt aus begutachten. Dementsprechend wird bei jemandem, der einen kinesiologisch arbeitenden Akupunkteur aufsucht, die Diagnose ausführlicher und gründlicher ausfallen, und er wird von der Behandlung mehr profitieren."

Chronisches Erschöpfungssyndrom (M. E.)

Frau S., 28, Studentin, litt an zahlreichen Symptomen, die mit dem chronischen Erschöpfungssyndrom zusammenhängen, unter anderem Infektionen im Brustbereich und Bulimie. Sie war in der Vergangenheit an Hepatitis und Pfeifferschem Drüsenfieber erkrankt und neigte zu Soor, Zysten und Candidiasis. Sie klagte über Schmerzen bei der Periode und Gemütsschwankungen. Ihr waren intravenös Antibiotika verabreicht worden, und sie hatte sich einer diagnostischen Laparoskopie (Bauchspiegelung) unterziehen müssen.

Mit kinesiologischem Muskeltesten fand man ein vorherrschendes Ungleichgewicht in Lungen- und Dickdarmmeridian (die zum Element Metall gehören), eine Unverträglichkeit von Weizen, Mais, Zucker und Renetten (einer Apfelsorte) sowie einen Magnesiummangel. Des weiteren wurde Metallvergiftung festgestellt, mit einer Überdosis an Blei und Aluminium. In bezug auf die Struktur wurden ein schiefes Becken bemerkt, Probleme beim Kiefergelenk, kraniale Mängel und ein Ileocaecalklappensyndrom.

Nach einer kinesiologischen Balancierung setzte sofortige Besserung auf verschiedenen Gebieten ein. Die Korrektur der Ileocaecalklappe bewirkte einen unmittelbaren Rückgang ihres Völlegefühls, des Durchfalls, der Kopfschmerzen und der Reizbarkeit. Nach einer Langzeitbehandlung mit AK und Akupunktur konnte eine achtzigprozentige Verbesserung beim chronischen Erschöpfungssyndrom erzielt werden. Sie trainiert nun regelmäßig ohne negativen Auswirkungen, hat ihr Studium wieder aufgenommen und führt einen arbeitsreichen Haushalt. Von gelegentlichem Unwohlsein abgesehen hat sich ihre Menstruation normalisiert. Die Infektionen im Brustkorb kehren seltener wieder und klingen schneller ab. Sie kann Mais nun regelmäßig essen und Weizen gelegentlich. Der Soor tritt kaum noch auf, und der Candida ist unter Kontrolle. Seit fünf Jahren hatte sie keine Bulimie mehr.

Heilen *(healing)*

Der zur Unterstützung von Heilungsprozessen eingesetzte Teil der AK stellt eine Form des natürlichen Heilens dar. In diesem Abschnitt beziehen wir uns allerdings auf Heilung, die Heiler mit verschiedenen Energiebehandlungen praktizieren, wie zum Beispiel mit Auflegen von Händen, mit Edelsteinen, Farben, Klängen, mit der feinstofflichen Energie des Körpers also, um Veränderungen im physischen Körper zu erzeugen.

Geistiges Heilen, auch als spirituelles Heilen bekannt, war lange Zeit eine Quelle für Rätsel und Aberglauben. Das Akzeptieren des Energiekörpers und der Energiesysteme hilft wenigstens zum Teil zu erklären, warum das „Handauflegen" durch einen sensitiven Anwender in der Tat körperliche Veränderungen bei einem anderen Menschen hervorruft.

Der kinesiologische Muskeltest liefert eine einzigartige Brücke zwischen dem physischen Körper und seinen feinstofflichen Energien. In Kapitel 2 wiesen wir auf Richard Gerbers Beschreibung des Akupunktursystems hin als die Schnittstelle zwischen dem physischen Körper und den feinstofflichen Energiefeldern. Sooft kinesiologische Muskeltests benutzt werden, um den Energiezustand der Meridiane darzustellen, geben sie gleichzeitig Auskunft über die feinstofflichen Energiefelder.

Die Aura (so das Wort der Heiler für das feinstoffliche Energiefeld um den Körper herum) strahlt nach außen hin aus und kann (von sensitiven Menschen) in einer Entfernung von bis zu einem Meter um den Körper gesehen und wahrgenommen werden. Muskeltesten kann hinzugezogen werden, um Ungleichgewichte in der Aura mit Präzision zu ermitteln, etwa deren Lage und deren Entfernung zum Körper. Diese Störungen wirken sich auf den physischen Körper aus: Nachdem der Heiler die genaue Lage der

Störung der feinstofflichen Energie kennt, kann er entweder seine Hand in diesen Bereich des Energieungleichgewichts halten (das alleine kann schon ausreichen) oder die wirkungsvollste Energiebehandlung zur Korrektur suchen, wie zum Beispiel homöopathische Mittel, Bachblüten, ätherische Öle, Edelsteine, Kristalle, Farben oder Klänge.

AK entmystifiziert das Gebiet des Heilens. Mit dem manuellen Muskeltest zur Erforschung von Ungleichgewichten in der feinstofflichen, normalerweise unsichtbaren Energie läßt sich die Existenz dieser feinstofflichen Energie hervorragend demonstrieren, besonders für diejenigen, denen sie nicht vertraut ist. Für manche ist dies der erste richtige Beweis, daß es mit dem Körper mehr auf sich hat als das, was das Auge sieht; und dies regt eine völlig neue und aufregende Wahrnehmung ihrer selbst an und verändert ihre Glaubensmuster und Überzeugungen.

Dies trifft nicht nur für die *getesteten Menschen* zu, deren Interesse auf diese Weise geweckt wurde. Viele *TFH-Kursteilnehmer* entdecken ihre eigene Sensitivität zum ersten Mal, wenn sie einen TFH-I-Kurs besuchen. Sie beginnen, die Energie in den Meridianen zu fühlen, sich auf die Punkte des emotionalen Streßabbaus einzustimmen und der Feinfühligkeit ihrer Finger zu erlauben, die Berührungsstelle und das Maß für den Druck exakt zu finden.

Sie werden sich, mit anderen Worten, ihrer Sensitivität bewußt, die sie zuvor nur „Heilern" zuschrieben. Wir alle sind potentielle Heiler, und einige müssen dieses Potential in sich nur noch entdekken. AK bietet einen wahrhaft natürlichen Weg, um zu dieser Entdeckung zu gelangen.

Menstruationsbeschwerden

Ich unterrichtete eine Gruppe in AK und geistigem Heilen. Eine der Teilnehmerinnen – sie war kurz vor den Wechseljahren – litt seit Monaten an kontinuierlichen Menstruationsblutungen, die zu Anämie geführt hatten. Weder eine Behandlung im Krankenhaus noch eine Hormontherapie konnten ihr helfen.

In der Gruppe entdeckte ihre Partnerin mittels Muskeltesten eine Störung in ihrem Energiefeld, etwa 45 Zentimeter von ihrem Körper entfernt über der Gebärmutter. Die Partnerin hielt nur ihre Hand eine oder zwei Minuten lang ins Energiefeld der Frau und entfernte sie wieder, als sie es für richtig hielt.

Am darauffolgenden Tag rief mich die Frau an, begeistert und überglücklich, um mir zu sagen, daß die Blutung aufgehört habe. Regelmäßige Balancen mit Bekannten aus der Gruppe bewirkten einen anhaltenden Erfolg und eine schnelle Wiederherstellung ihrer Vitalität.

Bachblüten

Bachblüten werden oft von Heilpraktikern und Heilern (sowie von einigen Ärzten) benutzt, um Patienten bei emotionalen Veränderungen zu unterstützen. Diese äußerst reinen Mittel, aus Pflanzenessenzen und Quellwasser hergestellt, bezwecken die Transformierung bestimmter Geisteszustände und helfen, wie man glaubt, auf dem Weg über die feinstofflichen Energiefelder. Es gibt 38 einzelne Pflanzenessenzen und eine namens Rescue, die aus fünf von diesen kombiniert ist.

Charles Benham, ein ganzheitlich orientierter Therapeut, setzt die Bachblüten ein als eine von vielen holistischen Techniken in der von ihm selbst begründeten Richtung der AK, der *Optimum Health Balance.*

Eine Katzenallergie

Eine verheiratete Frau, 32 Jahre alt, kam zu Charles Benham, da sie seit vielen Jahren trotz schulmedizinischer und alternativer Behandlung an einer extremen allergischen Reaktion auf Katzenhaare litt. Innerhalb weniger Sekunden nach einer Berührung wurden ihre Augen und ihre Nase gereizt, rot und dick, ihre Niesanfälle nahmen kein Ende, und ein heftiger Hautausschlag erstreckte sich über ihr Gesicht und ihren Hals.

Die Sondierung bestätigte einen guten Gesundheitszustand, abgesehen von der Allergie. Ein Glasfläschchen mit Katzenhaaren, das der Praktiker auf ihren Nabel legte, verursachte massive und allgemeine Muskelschwäche. Mit dem Röhrchen auf dem Bauch testete er verschiedene Behandlungsmöglichkeiten und Heilpflanzen aus.

Das Ergebnis lautete wie folgt: Von den vier Bachblüten Heather, Impatiens, Mimulus und White Chestnut wurden je zwei Tropfen in Wasser gelöst. Vier Tropfen dieser Mischung sollten neun Tage lang dreimal täglich eingenommen werden. Die Frau erhielt sofort die erste Dosis, die unverzüglich die „schwache" Reaktion auf die Katzenhaarprobe beseitigte.

Sechs Wochen später teilte sie am Telefon freudestrahlend mit, daß ihr Problem überwunden sei. Am Nachmittag zuvor habe eine Katze auf ihrem Schoß gelegen, ohne widrige Reaktion ihrerseits. Sie hatte einen kleinen Rückfall, bei dem dieselben Bachblüten halfen. Der Anwender riet ihr, sich für einen eventuellen erneuten Rückfall einen eigenen Vorrat dieser Blütenessenzen zu kaufen. Die Allergie trat bis jetzt nicht wieder auf.

Linderung bei Migräne

Eine andere Frau, verheiratet, 51 Jahre alt, hatte seit etwa zehn Jahren einmal im Monat starke Migräne mit Übelkeit, Depressionen und Schüttelfrost, jeweils für zwei oder drei Tage. Weder Akupunktur noch Homöopathie hatten geholfen. Sie glaubte auch, allergisch auf Zitrusfrüchte zu reagieren, und erwähnte, daß sie seit einem Autounfall, der mehrere Jahre zurücklag, an Schmerzen in ihrer linken Hüfte und ihrem linken Bein litt.

Der Test offenbarte hier einen eindeutigen Zusammenhang zwischen der Migräne und der Allergie, den der Therapeut ins Bewußtsein der Frau rief. Weiteres Testen ergab eine Beckenverschiebung auf der linken Körperseite und „aktives" Narbengewebe am linken Bein, das vom Unfall herrührte. (Aktives Narbengewebe kann den Energiefluß in dem dazugehörigen Meridian unterbrechen.)

Als Behandlung wählte sich der Körper der Betroffenen die Bachblüten Clematis und Scleranthus. Sie sollte je zwei Tropfen in Wasser viermal täglich zehn Tage lang einnehmen. Diese Maßnahme blieb die einzige. Der Nachtest bestätigte, daß alle Symptome erfolgreich behandelt worden waren.

Die Frau kommt weiterhin alle sechs Monate zu „Routine"-Besuchen. Ihre Migräne trat nie wieder auf. Von Zeit zu Zeit bereitet das linke Bein, das schwer verletzt worden war, der Frau einige Beschwerden, die aber im Rahmen ihrer regelmäßigen Besuche unter Kontrolle gehalten werden können.

Angewandte Kinesiologie für Tiere

Kinesiologische Techniken sind bei Tieren wie bei Menschen anwendbar. Dr. Harry Howell widmete sich neben anderen Entwicklungen intensiv der Tier-Kinesiologie.

Gemäß seinen Ausführungen folgen einige Tierärzte heute dem allgemeinen Trend hin zur natürlichen Medizin, indem sie ihre Tiere mit Akupunktur, Homöopathie und vereinzelt auch mit Chiropraktik und energetischem Heilen behandeln. Natürlich dürfen laut Gesetz nur qualifizierte Tierärzte Tiere behandeln, was allerdings, wie Harry Howell betont, den Tierbesitzer nicht davon abhält, seinem eigenen Tier selbst zu helfen.

„Mein Ziel bestand in der Entwicklung eines Systems, das Tierhalter erlernen können, um mit einem Surrogat ihr Tier auszutesten.

Alle Tiere haben die gleichen Organe wie Menschen, nur die Lage ist anders. Auch bei ihnen verlaufen Akupunkturmeridiane. Die Kinesiologie für Tiere arbeitet nach denselben Prinzipien wie die AK selbst, und zwar insofern, als der Anwender (oder Besitzer) verschiedene Punkte beim Tier aktiviert, während der Surrogatmuskel getestet wird. Die Behandlung gleicht der des Menschen bis auf einen Punkt: Ich neige dazu, den Tieren Pflanzentinkturen statt Tabletten zu verordnen, wegen der leichteren Verabreichung."

Hektor, der Kater

Hektor, zwei Jahre alt, litt an zunehmendem Gewichtsverlust, vermehrtem Durst, häufiger Urinausscheidung und Erbrechen. Sein Fell wurde trocken und rauh, und an verschiedenen Stellen entwickelten sich Ekzeme. Er erhielt zwei aufeinanderfolgende Antibiotikakuren mit anschließender Steroidbehandlung. Das Ergebnis blieb unbefriedigend. Der Tierarzt gestand Hektors Besitzer, daß die Lebenserwartung seines Katers einen bis drei Monate betrage.

Bei diesem Tier lag eindeutig ein Nierenproblem vor, eine Diagnose, die kinesiologisch bestätigt wurde. Nach diesem leichten Teil folgte ein langwieriges Austesten der verschiedensten Arzneien, bevor die wirklich notwendigen ermittelt werden konnten: die beiden homöopathischen Mittel Arsenicum album und Natrium muriaticum. Der Praktiker empfahl eine Ernährungsumstellung, besonders den Verzicht auf Trockenfutter, das häufig zu

Nierenproblemen führt, vor allem bei Katern. Innerhalb von vier Wochen verschwanden Hektors Symptome völlig. Zwei Jahre später, zum Zeitpunkt des Schreibens, erfreut er sich bester Gesundheit.

Abschließende Bemerkung

Jede neue Disziplin – und die AK ist noch keine 30 Jahre alt – benötigt Zeit, um anerkannt und populär zu werden. Diejenigen, die AK beruflich praktizieren, zweifeln nicht an ihrer Zuverlässigkeit und Wirksamkeit, und sie sind gerne bereit, über die Anwendung der AK im jeweiligen Spezialgebiet Auskunft zu geben. Es bleibt zu hoffen, daß noch viele andere in ihre wegbereitenden Fußstapfen treten.

Nachwort

Wir hoffen, daß dieses Buch seinen Zweck erfüllt hat: Sie in die Welt der AK einzuführen und Ihnen eine Vorstellung zu vermitteln von der Bandbreite dieses sich schnell entwickelnden und aufregenden neuen Gebietes.

Weil die AK organisch gewachsen und nicht an einen einzigen Menschen oder eine Organisation gebunden ist, ist ihr Wissens- und Erfahrungsschatz nicht eindeutig abgegrenzt. Wir haben versucht, die vielen verschiedenen Aspekte dieses Bereiches zusammenzutragen und auf einige der bekannten Richtungen näher einzugehen. Durch den Hinweis auf akzeptable und nicht akzeptable Handhabung des Muskeltestens wollten wir aufzeigen, was man von professioneller Praxis erwarten darf, und auf diese Weise die Zahl derer geringhalten, die den Muskeltest unqualifiziert einsetzen und sowohl der AK als auch den getesteten Menschen schaden. Wir haben ganz bewußt auf konkrete Anweisungen zur Durchführung des Muskeltestens verzichtet, da dies unter Aufsicht ausgebildeter Instruktoren gelernt werden sollte.

Die AK hat sich weltweit durch TFH verbreitet, das für Laien konzipiert wurde. Aus diesem Grund war eine Überwachung durch einen Berufsverband nicht möglich. Bis vor kurzem verstand sich das ICAK als eine solche Vereinigung, und die Kriterien für eine Mitgliedschaft schlossen die Mehrheit der weltweit praktizierenden Anwender aus. Da aber immer mehr professionelle Therapeuten und andere die AK annehmen und in ihre Arbeit einbauen oder nur mit Methoden der AK arbeiten, wurde der Ruf nach einem offiziellen Gremium oder nach Verbänden laut, die Richtlinien für die professionelle Ausbildung, Anerkennung und Praxis festlegen sollen.

Eine Organisation dieser Art ist in Großbritannien die *Kinesiology Federation,* ein Dachverband für alle dort praktizierten Systeme und Richtungen der AK.

In einem Buch dieses Umfangs lassen sich Informationslücken auf dem einen oder anderen Gebiet nicht vermeiden. Viele Fachbücher behandeln nur ganz bestimmte Konzepte oder Richtungen. Die meisten von ihnen setzen eine Grundausbildung in AK voraus, um richtig beurteilt werden zu können.

Wir wünschen uns, daß die Informationen in diesem Buch Sie dazu anregen, sich intensiver mit der AK zu beschäftigen. Wenn Sie sich bereits guter Gesundheit erfreuen, nehmen Sie AK vielleicht in Ihr Fitneßprogramm auf. Wenn Sie gesundheitliche Beschwerden haben, denken Sie vielleicht daran, sich kinesiologisch testen und beraten zu lassen. Falls Sie sich dafür interessieren, Ihren Gesundheitszustand durch Selbsthilfe zu verbessern, sollten Sie einen TFH-Kurs belegen. Wenn Sie AK schon kennen, bietet sich eine Ausbildung in einem bestimmten Gebiet an. Sind Sie bereits im Gesundheitswesen tätig, können Sie Ihre Arbeit durch AK erweitern. Sind Sie etwa Manager oder Lehrer, wäre es für Sie unter Umständen ebenfalls wertvoll, AK in Ihren Beruf und Ihren Alltag zu integrieren. Was immer ihr Hintergrund sein mag, es bleibt (in bezug auf die AK) noch viel Raum für weitere Ausbildung, Entwicklung oder Teilhabe.

Schließlich hoffen wir, daß Sie die enge Beziehung zwischen Ihrem Körper, Ihrem Geist und Ihrer Seele nun mehr zu würdigen wissen und sehen, wie AK dazu beitragen kann, diese Verbindungen zu erkennen und zu vertiefen. AK überbrückt die Lücke zwischen den physischen und nichtphysischen Gebieten und befähigt Sie, die unsichtbaren und unfaßbaren Aspekte, die eine so bedeutende Rolle für die Gesundheit und das Wohlbefinden spielen, durch Muskeltesten und Energiebalance direkt an sich selbst zu erfahren.

Anhang

1. Zusammenfassende Übersichten

Was kann sondiert werden?

Strukturfaktoren:

Muskeln — In TFH 42 Hauptmuskeln auf beiden Körperseiten, an den Armen, Händen, Beinen, Knöcheln, an der Vorderseite des Rumpfes, an der Rückenseite des Rumpfes und am Hals. In der *Applied Kinesiology* werden mehr Muskeln getestet, mit differenzierterem Ergebnis.

Knochen — Die Wirbel der Wirbelsäule, der Schädel und das Becken. Andere Bereiche: die „Stoßdämpfer" in den Sprunggelenken, in den Knien, in der Hüfte, und die Zähne; die Ileocaecalklappe wird überprüft; Tests zum Aufdecken einer evtl. gewohnheitsmäßigen Zwerchfellhernie.

Biochemische Faktoren: Allergien in bezug auf Nahrungsmittel, Flüssigkeiten, in der Luft befindliche und Kontaktsubstanzen, Toxizität, Mangelernährung, Hormone und Blutzucker

---

Emotionale Faktoren: Gefühle aller Art, Überzeugungen, Einstellungen, bewußt und unbewußt, bezüglich Vergangenheit, Gegenwart und Zukunft, sowie Psychologische Umkehrung

---

Elektromagnetische Faktoren: Energiekreisläufe im Körper und Energiefelder in einem Abstand von 5 cm um den Körper.
Ionisation, Zentrierung (Rechts-links-Gehirndominanz, Funktionskreise zur Korrektur des Gehens und Laufens, Kraniosakralbewegung). Switching, Akupunktur und Rechtshirn-Linkshirn-Integration.
Energiekreisläufe bezogen auf Augen und Ohren.
Gehirnintegration und Wirbelsäule.

Meridiane, verbunden mit ...

Organen: Magen, Milz, Herz, Lunge, Leber, Gallenblase, Nieren, Blase, Dünndarm, Dickdarm

Drüsen: Bauchspeicheldrüse, Schilddrüse, Nebennieren, Geschlechtsdrüsen, Thymus

---

Sondierungsverfahren

Spezifischer Muskel	Serien von Muskeltests
Indikatormuskeltest	In Verbindung mit anderen Sondierungsverfahren. Für sich alleine als Muskelreaktion auf Reize. Für sich alleine als Muskelantwort auf „Fragen an den Körper", „ja/nein".
Therapie-lokalisierung (TL)	Der Anwender testet einen IM, während der Getestete einen Problembereich berührt. *oder:* Der Anwender testet einen schwachen Muskel, während der Getestete einen Behandlungspunkt berührt.
Überprüfung *(Challenging)*	1. Genau wie bei TL, nur daß der *Praktizierende* den Problembereich berührt und den Muskel testet. 2. Ein Mittel, um herauszufinden, ob die soeben durchgeführte spezifische Anwendung ausreicht oder ob eine andere Art der Behandlung erforderlich ist.
Zweipunkt-lokalisierung	Der Tester testet einen Muskel, während zwei Problemzonen gleichzeitig berührt werden, um herauszufinden, ob eine Verbindung zwischen beiden besteht.
Prioritäten-findung	Ein Mittel, mit dem der Körper das Hauptungleichgewicht zeigen kann, dessen Korrektur automatisch andere Störungen mitkorrigiert.
Hand-/Fingermodes	Bestimmte Fingerpositionen, um nonverbale Fragen zu stellen.
Verweilmode	Bei Aktivierung eines Ungleichgewichts wird dieses im Körper gespeichert, indem man die Beine auseinanderspreizt.
Surrogattest	Benötigt eine zusätzliche Person als Surrogat. Die zu testende Person berührt den Stellvertreter, an dem dann die Tests durchgeführt werden.

Welche Faktoren werden *wie* sondiert?

Was sondiert wird	*Wie* sondiert wird (IM = Indikatormuskel)
Struktur:	
Muskeln	Muskeltest von Kontraktion nach Extension
Knochen	Wirbel: IM und *Challenging*
	Alle anderen Strukturen brauchen Therapie-lokalisierung (TL) und IM.
Chemie:	
Allergien	*Applied Kinesiology* und TFH testen mehr als nur einen spezifischen Muskel mit der Substanz im Mund, falls angebracht, oder über Riechen. Dazu weitere Test. Einige Richtungen testen die Nahrungsmittel auf oder unter dem Bauchnabel oder auf der Wange.
Nährstoffdefizite	Spezifische Muskeltest und IM-Test
Blutzucker, Hormone	Spezifische Muskeltests
Emotionen	*Applied Kinesiology* und TFH: spezifische Muskeltests und die emtotionalen Entsprechungen nach dem Gesetz der Fünf Elemente. Einige Richtungen benutzen einen IM mit Fragen an den Körper.
Elektrische Funktionskreise	Alle: IM-Test mit spezifischen zusätzlichen Testverfahren (Einzelheiten in Kapitel 6)
Meridiane (und die dazugehörigen Organe und Drüsen)	Spezifische Muskeltests IM und Akupunkturpunkte IM und Handgelenkpulse

Korrekturen und Balancierungsmöglichkeiten

Grundlegende Korrekturen

Neurolymphatische Reflexe	Sanfte Massage auf der Vorder- und der Rückseite des Körpers bis zu 30 Sekunden
Neurovaskuläre Reflexe	Leichtes Halten der Punkte, größtenteils auf dem Kopf, etwa eine Minute oder länger
Meridianabfahren	Den Meridian abfahren, entweder auf dem Körper oder im Abstand von etwa fünf Zentimeter
Akupressurpunkte	Leichtes, gleichzeitiges Halten von je zwei bestimmten Akupunkturpunkten, etwa eine Minute lang
Muskel- umprogrammierung	Ansatz und Ursprung: Sanfte Aktivierung beider Muskelenden Spindelzellenmechanismus: Einwirken auf die Fasern im Muskelbauch: für einige Sekunden auseinanderziehen zwecks Stärkung bzw. zusammendrücken zwecks Schwächung

Zusätzliche Korrekturen

Überkreuzbewegung	Überkreuzbewegung zusammen mit bestimmten Augenbewegungen und Gehirnaktivitäten
Emotionaler Streßabbau	Leichtes Halten der Punkte über der Mitte jeder Augenbraue auf halber Höhe zwischen Haaransatz und Augenbrauen, bis beide Pulse regelmäßig und synchron sind
Nahrungsmitteltest	Balancierung der gesamten Person und Ernährungsempfehlungen

	Balancierungsmöglichkeiten
„Sofortkorrektur"	Korrektur der Ungleichgewichte so, wie sie angezeigt werden
Einpunktbalance	Vollständiges Sondieren ohne Korrekturen und Ermitteln der Priorität zur Balancierung, die auch andere Ungleichgewichte mitbeseitigen kann
Korrektur der Priorität	Korrektur nur jener Ungleichgewichte, die als Priorität angezeigt werden
Energiemuster	Anwendung der Energieflußmuster, festgelegt durch die Akupunkturtheorien und das Gesetz der Fünf Elemente

Selbsthilfetechniken

Ziele setzen	Beginnen Sie, indem Sie sich jeden Morgen ein Ziel für den Tag setzen. Formulieren Sie es realistisch und so, daß Sie es auch erreichen können. Seien Sie sich jeglicher Hindernisse bewußt.
Zielbalancierung Gehirnintegration	Breiten Sie Ihre Arme zur Seite aus, horizontal, Handflächen nach vorne. Stellen Sie sich die linke Hirnhälfte in der linken Hand und die rechte in der rechten vor. Denken Sie an Ihr Ziel, während Sie die Hände langsam zusammenführen und ineinanderfalten.
Psychologische Umkehrung	Denken Sie an ein Ziel, das Sie bisher nicht erreichen konnten. Klopfen Sie kräftig einen Punkt auf der Seite jeder Hand und sagen Sie: „Ich vertraue mir voll und ganz und akzeptiere mich so, wie ich bin."
Schläfenklopfen	Bringen Sie die Fingerkuppen des Daumens und des Ringfingers an beiden Händen zusammen. Klopfen Sie mit Ihren Zeige- und Mittelfingern um die Ohren herum und wiederholen Sie Ihre Affirmation bzw. Ihr Ziel.
Emotionaler Streßabbau (ESR/Grundstufe)	Berühren Sie leicht die ESR-Punkte, die Höcker auf Ihrer Stirn. Erleben Sie noch einmal im Detail Ihre Streßsituation. Sehen, hören und fühlen Sie für etwa 1 bis 10 Minuten.
ESR/Fortgeschrittenenstufe	Denken Sie an Ihren Streß, halten Sie die ESR-Punkte und bewegen Sie langsam Ihre Augen, erst im Uhrzeigersinn, dann umgekehrt.
ESR für Vergangenheit, Gegenwart und Zukunft	Benutzen Sie die oben beschriebene Technik und erinnern Sie sich an die Streßursache der Vergangenheit. Frischen Sie diese auf mit allen Ressourcen, die Sie brauchen. Verknüpfen Sie diese mit gegenwärtigen oder zukünftigen Ereignissen.
Wasser und Dehydration	Trinken Sie täglich sechs bis acht Glas reines Mineralwasser oder filtriertes Wasser.

Thymusdrüsenbalance	Klopfen Sie mit allen Fingern Ihrer Hand etwa 20 Sekunden lang den Brustbereich über dieser Drüse (unter dem oberen Rand des Brustbeins, in der Mitte).
Augen/Sehvermögen	1. Legen Sie eine Hand auf Ihren Bauchnabel und halten Sie mit Fingern und Daumen der anderen Hand zwei Punkte unmittelbar unter dem Schlüsselbein, etwa zehn Zentimeter auseinander. Bewegen sie für etwa 20 Sekunden Ihre Augen erst in die eine, dann in die andere Richtung. 2. Halten Sie Ihren Kopf ruhig und malen Sie mit Ihren Augen eine liegende Acht in die Luft.
Ohrbalance	Falten Sie kräftig Ihre Ohrmuschel auseinander, und massieren Sie sie von oben nach unten.
Überkreuzbewegung	Gehen Sie auf der Stelle und berühren Sie mit jedem Ellbogen das erhobene Knie der gegenüberliegenden Seite. Drehen Sie gleichzeitig Ihre Augen erst in die eine, dann in die andere Richtung, etwa 20 Sekunden lang.
Polaritätsswitching	Halten Sie Ihren Bauchnabel und massieren Sie gleichzeitig die folgenden Akupunkturpunkte, jeweils 10 Sekunden: 1. Zwei Punkte unterhalb des Schlüsselbeins, 10 Zentimeter auseinander 2. Punkte auf der Unter- und Oberlippe 3. die untere Spitze Ihrer Wirbelsäule
Schrittbalance	Massieren Sie die Punkte auf Ihrem Fußrücken nahe den Zehengrundgelenken, zwischen den Knochen und auf der Seite des großen Zehs, 30 Sekunden an jedem Fuß.

Schwerpunkte der verschiedenen Systeme und Richtungen der AK

System/Richtung	Mögliche Anwender	Beschreibung/Schwerpunkte
Applied Kinesiology	beim ICAK ausgebildete Chiropraktiker, Osteopathen, Ärzte; ausschließl. professionelle Therapeuten	Der Ursprung der AK. Entwickelt aus Chiropraktik und Osteopathie, enthält auch manipulative Techniken. Beschäftigt sich mit Krankheiten und Vorbeugung.
TFH: *Touch For Health/* *Balanced Health*	im Bereich Selbsthilfe, Persönlichkeitsbildung u. Gesundheitsvorsorge engagierte Menschen; Angehörige der Heilberufe	Eine Synthese des ersten, grundlegenden AK-Materials. Ein in sich geschlossenes System, das Muskeltest und Energiebalance zur Steigerung der Gesundheit/Vorbeugung einsetzt. Vollständig enthalten in John Thies Buch *Touch For Health.* Grundlage der AK-Ausbildung.
PHP/PKP	überwiegend Angehörige der Heilberufe	Synthese und Bearbeitung des AK-Materials durch Dr. B. Dewe; bietet eine Kinesiologieausbildung auf Stufe II an. Hat eigene Sondierungsverfahren (z. B. Fingermodes, „den Körper fragen").
Edu-K®	Pädagogen, Eltern, Schüler und Angehörige der Heilberufe	Spezialisierter Ansatz zur Körper-Geist-Integration, besonders insofern sie Lernen, Lese-Rechtschreib-Schwäche, Koordination etc. beeinflußt. Benutzt spezielle Übungen, Bewegungen und viele energetische Korrekturen.
ONE BRAIN/ *THREE IN ONE*	Therapeuten, Angehörige der Heilberufe; im Bereich Selbsthilfe, Persönlichkeitsbildung u. Gesundheitsvorsorge engagierte Menschen	Konzentriert sich auf emotionale Faktoren. Benutzt das Muskelbiofeedback zur Altersrezession und das Verhaltensbarometer zur Ermittlung emotionaler Zustände. Arbeitet mit Streßablösungstechniken (Stirn-Hinterkopf-Halten).

Biokinesiologie	Angehörige der Heilberufe; im Bereich Selbsthilfe, Persönlichkeitsbildung u. Gesundheitsvorsorge engagierte Menschen	Arbeitet an Beziehungen zwischen Emotionen, Organen und Drüsen. Korrekturen schließen ESR ein sowie Augenrotationen, positive Affirmationen etc.
Hyperton-X	Sporttherapeuten, Angehörige der Heilberufe; im Bereich Selbsthilfe, Persönlichkeitsbildung u. Gesundheitsvorsorge engagierte Menschen	Konzentriert sich auf hypertone (überspannte) Muskeln und entspannt sie durch Muskelaktivierung und Atmen. Fördert die Bewegung der Gehirn-Rückenmark-Flüssigkeit, die Körper-Geist-Integration und die Leistung.
Gesundheits-kinesiologie	Angehörige der Heilberufe; im Bereich Selbsthilfe, Persönlichkeitsbildung u. Gesundheitsvorsorge engagierte Menschen	Beschäftigt sich mit physischen, psychischen und umweltbedingten Stressoren. Sondierung mittels Muskeltest. Korrektur u.a. mit Akupressur- und Reflexpunkten, Magneten, homöopathischen Substanzen.
Klinische Kinesiologie	Osteopathen, Chiropraktiker und andere Angehörige von Heilberufen	Eine hochentwickelte und verfeinerte Ausweitung von AK. Betrachtet das menschliche Körper-Geist-System als einen Biocomputer. Benutzt Hunderte von Handmodes, um Informationen vom Körper zu erhalten.
Systematische Kinesiologie/ Fortgeschrittene Kinesiologie	Angehörige der Heilberufe; im Bereich Selbsthilfe, Persönlichkeitsbildung u. Gesundheitsvorsorge engagierte Menschen	Synthese aus Material der *Applied Kinesiology,* von Dr. Sheldon Deal für nicht medizinisch und nicht manipulativ ausgebildete Anwender bearbeitet. Jährliche Berichte von Sh. Deal über die neuesten Forschungen.

2. Angewandte Kinesiologie im deutschsprachigen Raum

Die AK hat sich im deutschsprachigen Raum innerhalb der letzten zehn Jahre stark ausgebreitet. Anfang der achtziger Jahre begann diese Entwicklung mit TFH und Edu-Kinestetik. John Diamonds Buch *Der Körper lügt nicht* und die deutsche Ausgabe von John Thies *Touch For Health* (1983) entfachten dann noch mehr Interesse.

Heute kann man sagen, daß die AK – im weltweiten Vergleich – in Deutschland in ihrer breitgefächertsten Form auftritt. Eine besondere Rolle in dieser Entwicklung spielte das erste, im Jahre 1982 gegründete *Institut für Angewandte Kinesiologie* in Freiburg. Dieses Institut veranstaltet Kurse für die meisten der hier beschriebenen Anwendungsgebiete und bietet darüber hinaus ein Forum für immer neue Richtungen der AK, die sich ständig entwickeln. Mittlerweile können an vielen Orten in Deutschland, Österreich und der Schweiz Seminare zu den grundlegenden Methoden der AK besucht werden.

Auf einige in Deutschland zusätzlich vertretene und in diesem Buch bisher nicht erwähnte Richtungen der AK sei hier noch kurz eingegangen. Da wäre zunächst die von dem Amerikaner Rick Utt entwickelte *Applied Physiology* (Angewandte Physiologie). Hier liegt der Schwerpunkt darauf, die uns zur Verfügung stehenden Potentiale des Gehirns voll zu erschließen. Diese Methode ist für alle interessant, die neugierig darauf sind, welche neue Welt sich ihnen auftun kann, wenn sie alle ursprünglich angelegten Gehirnfunktionen auch tatsächlich verfügbar machen. Angehörige der Heilberufe können sich dieses Wissen nutzbar machen, um Menschen mit gestörten oder geschädigten Hirnfunktionen zu helfen, wie zum Beispiel nach Verletzungen, Gehirnschlägen oder Geburtstraumata. Richard Utt ist derzeit dabei herauszufinden, *wie jede vorhandene Körperfunktion einzeln aktiviert werden kann.* (Zum Beispiel die Peristaltik des Dickdarms oder dessen Flüssigkeitsresorption oder das Hunger- und das Sättigungsgefühl oder die Konzentrationsfähigkeit oder die Produktion von Verdauungssäften...) Diese Funktionen sind zwar bei allen Menschen grundsätzlich vorhanden, aber nicht unbedingt optimal genutzt.

Eine andere Richtung vertritt der Australier Andrew Verity, der sich unter anderem bei der Entwicklung des PKP-Programms von Dr. Bruce und Joan Dewe verdient gemacht hat. Er möchte mit der Freilegung der fundamentalen Fähigkeiten des Gehirns jedes einzelnen Menschen den Weg dafür bahnen, daß man sich anschließend über Merkmale in der Hand oder in der Iris Zugang zu den genetisch vorgegebenen Potentialen des Betreffenden verschaffen kann. Ein anderer Teil seiner Arbeit bezieht sich auf die Harmonisierung und Balancierung innerer Körperzyklen. Viele körperlichseelische Vorgänge laufen in festen, genau definierten Rhythmen ab; eine Störung derselben kann allerei Schwierigkeiten bereiten. Veritys Arbeit zielt auf die Optimierung des Zusammenspiels dieser verschiedenen physiologischen Rhythmen ab.

Eine weitere, noch jüngere Richtung („Synergie der Sinne") befaßt sich mit den Wahrnehmungssystemen des Menschen, mit den seinen Sinnen innewohnenden Möglichkeiten und mit der Entwicklung der ganz fundamentalen menschlichen Fähigkeiten. Hier sind zunächst die Beobachtungen und Untersuchungen von Alfred Schatz zu nennen. Ihm ging es anfänglich darum herauszufinden, inwieweit die grundlegenden sensorischen Funktionen bei „normalen" Erwachsenen ausdifferenziert und intakt sind. Die Überraschung war groß, als sich bei einer ersten Studie mit gesunden Erwachsenen herausstellte, daß bei keinem einzigen Teilnehmer sämtliche grundlegenden sensorischen Funktionen ohne Defizite waren. Was würde passieren, wenn dafür gesorgt würde, daß alle Sinnessysteme des Erwachsenen voll funktionieren und optimal „orchestriert" sind? Vielleicht sind Denken und Fühlen keineswegs voll ausgereift, und viele Begrenzungen sind vorhanden, weil die Basisfunktionen nicht gesichert sind? Wieviel psychische Problematik bleibt noch übrig, wenn die tieferliegende Physiologie gesichert wird? Es scheint so zu sein, daß eine solide Psyche und ein solider Intellekt viel leichter auf dem sicheren Fundament grundlegender Integration der Sinnessysteme gedeihen können. Das Gegenteil gilt auch: Emotional-intellektuelle Schwierigkeiten sind oft Auswirkungen eines „wackligen" Fundamentes in Gestalt der Grundwahrnehmungssysteme.

Die hierzu von A. Schatz gesammelten Erfahrungen und Überlegungen werden gestützt durch die fast gleichzeitig begonnenen und parallel verlaufenden, sehr interessanten kinesiologischen Arbeiten von Renate Wennekes und Angelika Stiller über die frühkindlichen Reflexe und Entwicklungsstadien. Weitere Bestätigung ergibt sich auch aus dem reichen Erfahrungsschatz der Amerikanerin Jean Ayres und des Amerikaners Glen Doman in der Arbeit mit Kindern. Es zeichnet sich jetzt schon ab, daß diese Arbeiten nicht nur dem *gesunden* Menschen dabei helfen, seine Möglichkeiten erst so richtig zu entfalten, sondern daß hiermit auch neue Wege für die *therapeutische* Praxis geöffnet werden. Angesprochen seien hier insbesondere die Ergotherapeuten und Krankengymnasten, in deren Arbeitsfelder sich diese Methoden fließend eingliedern lassen.

Mittlerweile werden von Kinesiologieanwendern auch Programme entwickelt, die aus dem großen Fundus der AK schöpfen, um themenspezifisch ausgerichtete, sozusagen maßgeschneiderte Ausbildungsgänge zu schaffen. So wird in Entraching am Ammersee bereits die Ausbildung zum Lernberater PP® angeboten (PP steht für praktische Pädagogik): Hier werden die Teilnehmer intensiv in den pädagogisch relevanten Techniken der AK geschult, um Kindern mit Lernschwierigkeiten sowie Menschen, die in irgendeinem Bereich ihres Lebens ihre Lernfähigkeit verbessern wollen, helfen zu können. Andere Anwender sind derzeit bemüht, die Nutzanwendung kinesiologischer Möglichkeiten im Bereich Arbeitswelt und Management zu erarbeiten.

Zunehmend Anwendung finden kinesiologische Methoden im künstlerischen Bereich. Besonders hervorzuheben ist dabei der australische Arzt Dr. John Diamond, der mit seinem sich ständig weiterentwickelnden Programm *Life Energy Analysis and Cantillation* Künstlern aller Sparten zur Entfaltung ihrer Möglichkeiten verhilft. Darüber hinaus haben seine Vorträge, Seminare und zahlreichen Veröffentlichungen ganz entscheidende Impulse für die Anwendung kinesiologischer Methoden im psychologisch-therapeutischen Bereich gegeben und wesentlich zur Verbreitung der AK beigetragen. Viele neue Strömungen greifen auf seine grundlegenden Erkenntnisse und Forschungen zurück.

Ein wichtiger Zweig, der auf Dr. Diamonds Arbeit basiert, ist die *Behaviorale Kinesiologie* (BK), in der psychologische Grundthematiken wie zum Beispiel Selbstwert, Identität, Urvertrauen unter anderem mit Hilfe der kinesiologischen Arbeit an den Meridianen geklärt werden. Matthias Lesch ist derzeit der einzige Vertreter dieser Richtung in Deutschland.

Die Anwendung in der Musik gewinnt auch unter den deutschen Vertreterinnen und Vertretern kinesiologischer Verfahren zunehmend an Bedeutung. Der Instrumentalist Harald Knauss, die Sängerin Dr. Rosina Sonnenschmidt und die Sängerin und Musikprofessorin Swaantje Weimer haben eigene Programme entwickelt, die schon bei ihrer ersten Vorstellung auf dem Kongreß der *Deutschen Gesellschaft für Angewandte Kinesiologie* (DGAK) bei allen Teilnehmer(inne)n und bei den anwesenden Pressevertretern begeisterten Zuspruch fanden.

Dieser *1. Kongreß der Deutschen Gesellschaft für Angewandte Kinesiologie* fand im Oktober 1992 in Kirchzarten bei Freiburg statt. Auch hier dokumentierte sich eindrucksvoll die Vielfalt der Anwendungsmöglichkeiten kinesiologischer Methoden; in der Musik, in Pädagogik, Psychologie und Medizin, im Sport, im Selbstmanagement, in der Alltagsbewältigung, in der Kunst... Mit diesem Kongreß tat die DGAK den ersten Schritt, um den Aufbau eines Netzwerkes von Kontakten unter den Kinesiologieanwendern im deutschsprachigen Raum zu fördern.

3. Kontaktadressen

Deutsche Gesellschaft für Angewandte Kinesiologie (DGAK), Zasiusstr. 67, D-7800 Freiburg, Tel. 0761-709694, Fax 0761-706384

Schweizerischer Berufsverband für Kinesiolog(inn)en, Josefstr. 53, CH-8005 Zürich

International College of Applied Kinesiology (ICAK), P.O. Box 25276, Shawnee Mission/Kansas 66225-5276, USA; Tel. (913) 648-2828

International Association of Specialized Kinesiologists (IASK), P.O. Box 3536, Ashland/OR 97520, USA; Tel. 503-482-5220

VAK Verlag für Angewandte Kinesiologie GmbH, Zasiusstr. 67, D-7800 Freiburg, Tel. 0761-72729, Fax 0761-706384
(Hier erfahren Sie auf Anfrage Vertreter der verschiedenen Richtungen der AK.)

International Kinesiology College (IKC)
Adressen der Fakultätsmitglieder (nach Ländern geordnet):

Tony Lilley, P.O. Box 164, Buderim QLD 4556, Australia, Tel. (0061) 7445 4929

Kerryn Franks-Rowe, 8 Ness Street/Diamond Creek, Victoria 3098, Australia, Tel. (0061) 345761 27

Dominique Monette, M.D., 46 Ave. Ducpetiaux, B-1060 Brüssel, Belgien, Tel. (0032) 25376461

Clovis Horta Corrêa, Rua São Clemente 389/504, 22260 Rio de Janeiro, Brasilien, Tel. (0055) 212667033

Gerardo Moreira Vale & Ivanette Silva, SQS 302 Bloco A, Apt. 504, Brasilia DF 70.330, Brasilien, Tel. (0055) 612266 8 74

Grethe Fremming & Rolf Hausboel, GRO Institut Tranevej 16, 2400 Copenhagen NV, Dänemark, Tel. (0045) 383326 70

Alfred Schatz, Zasiusstr. 67, D-7800 Freiburg, Tel. 0761-72729

Adrian Voce, 82 Highgate Rd, London NW5–1Pb, Großbritannien, Tel. (0044) 712670269

Aria den Hartog, Harriet Freezerlaan 10, NL-6532 SM Nijmegen, Niederlande, Tel. (0031) 805638 33

Risteard De Barra, 84 Cappaghmore Clomdalkin, Dublin 22, Irland, Tel. (00353) 1571183

Maurizio Piva, Via F.lli Bianchi 5, I-25080 Maderno S/G BS, Italien, Tel. (0039) 365641553

Rita Schoonman, Brinkmaten 68, NL-7854 TE Alden, Niederlande, Tel. (0031) 59172214

Dr. Bruce & Joan Dewe, P.O. Box 25-162, St. Heliers, Auckland, Neuseeland, 1130, Tel. (0064) 95752818

Tom Arnold Pedersen, Herman Gransvei 17A, N-5034 Laksevag, Norwegen, Tel. (0047) 5346480

Rosmarie Sonderegger Studer (Präsidentin des IKC) & Bernhard Studer, c/o Institut für Kinesiologie, Josefstr. 53, CH-8005 Zürich, Schweiz, Tel. (0041) 12724515

Jean François Jaccard, 6 Rte. de Chene, CH-1207 Genf, Schweiz, Tel. (0041) 22495600

Richard & Norma Harnack, P.O. Box 43028, Maplewood/MO 63143, USA, Tel. (001) 3146470903

John Varun Maguire, 28370 Rey de Copas, Malibu/CA 90265, USA, Tel. (001) 3104578407

Paula Oleska, 931 Amsterdam Ave., Apt. 2R, New York/NY 10025, USA, Tel. (001) 2128644507

Vickey Fletcher, P.O. Box 1987, Wheat Ridge/CO 80034, USA, Tel. (001) 3039690884

Marguerite Murray, 12714 W Hampton, Butler/WI 53007, USA, Tel. (001) 4147816988

Dr. Jim Reid, 4121 Glenfield Cir 89129-6547, Las Vegas/NV 89129, USA, Tel. (001) 7027363837

Dr. John & Carrie Thie, 1192 N Lake Ave, Pasadena/CA 91104, USA, Tel. (001) 8187987805

Anschrift des IKC: Josefstr. 53, CH-8005 Zürich, Schweiz, Tel. (0041) 12724515

(Oktober 1992)

4. TFH I-(Grundstufen-)Kursinhalte

Folgende Themen werden im Rahmen des zweitägigen Kurses theoretisch und praktisch erarbeitet:

Philosophie, Theorie und Grundbegriffe des TFH
Die Kunst des Muskeltestens
Hinweise zur Benutzung des TFH-Handbuches (von John Thie, siehe Literaturverzeichnis)
14 Muskeltests für die Hauptmuskeln des Körpers
4 Standard-Ausgleichsverfahren:

1. Neurolymphatische Massage zur Stimulierung des lymphatischen Systems
2. Neurovaskuläre Haltepunkte zur Anregung der Durchblutung
3. Abfahren der 14 Meridiane zum Balancieren der Meridian-energie
4. Ansatz-Ursprung-Technik zum Aktivieren der Muskelfunktion

Weitere Standardtechniken:
● Ziele balancieren
● Sondieren der Muskelreaktion auf Nahrungsmittel
● Übungen für die Augen
● Übungen für die Ohren
● Überkreuzbewegungen zur Körper-Geist-Integration
● Emotionalen Streß abbauen
und andere mehr

Anleitung zur Anwendung einer einfachen Energiebalance

Dieser Lehrplan kann sich von Lehrer zu Lehrer geringfügig unterscheiden. Es wird empfohlen, solche Kurse nur bei autorisierten TFH-Lehrern (= *instructors*, Instruktoren) zu belegen, die eine Ausbildung zur Weitervermittlung von TFH absolviert haben.

5. Literaturverzeichnis

(Außer der in diesem Buch zitierten Literatur sind hier auch Empfehlungen zur vertiefenden Lektüre aufgeführt.)

Andrews, Elizabeth: *Muscle Management. A new and revolutionary technique for maximizing athletic potential and dealing with sports injuries*, London 1991 (Thorsons); deutsch: *Muskel-Coaching. Angewandte Kinesiologie in Sport und Therapie*, Freiburg 1993 (VAK)

Ballinger, Erich: *Lerngymnastik. Bewegungsübungen für mehr Erfolg in der Schule*, Wien 1992 (hpt-Verlagsgesellschaft)

Baron, Vida C.: *Metamedizin*, Freiburg 1991 (VAK)

Buchner, Christina: *Neues Lesen – Neues Lernen. Vom Lesefrust zur Leselust*, Südergellersen 1991 (Verlag Bruno Martin)

Butler, Brian: *An Introduction to Kinesiology*, London 1990 (TASK)

Callahan, Roger J.: *How Executives Overcome the Fear of Public Speaking and Other Phobias* (früher: *The Five Minute Phobia Cure*), Wilmington/DE 1985 (Enterprise); deutsch: *Leben ohne Phobie*, 2. Aufl., Freiburg 1991 (VAK)

ders.: *Der unwiderstehliche Drang. Süchte – und was Sie dagegen tun können*, Freiburg 1991 (VAK)

Chaitow, Leon: *Candida Albicans: Could Yeast Be Your Problem?*, London 1991 (Thorsons)

Cleveland, Bernard F.: *Das Lernen lehren. Erfolgreiche NLP-Unterrichtstechniken*, Freiburg 1992 (VAK)

Connelly, Dianne M.: *Traditional Acupuncture: The Law of Five Elements*, Columbia/MD 1979 (The Center for Traditional Acupuncture Inc.); deutsch: *Traditionelle Akupunktur: Das Gesetz der Fünf Elemente*, 2. Aufl., Heidelberg 1988 (Endrich)

Courtenay, Anthea: *Chiropractic for Everyone: Your Spine and Your Health*, New York 1987 (Penguin)

Davies, Stephen/Stuart, Alan: *Nutritional Medicine*, London 1987 (Pan Books)

Deal, Sheldon C.: *New Life through Nutrition*, Tuscon/AZ 1974 (New Life Publishing)

Dennison, Paul E.: *Switching on. A Guide to Edu-Kinesthetics$^{(TM)}$*, Glendale/CA 1981 (Edu-Kinesthetics Inc.); deutsch: *Befreite Bahnen*, 7. Aufl., Freiburg 1992 (VAK)

Dennison, Paul E./Dennison, Gail: *Edu-K for Kids. The basic manual on Educational Kinesiology for parents and teachers of kids of all ages*, 2. Aufl., Glendale/CA 1987 (Edu-Kinesthetics Inc.); deutsch: *EK für Kinder. Das Handbuch der Edu-Kinestetik für Eltern, Lehrer und Kinder jeden Alters*, 7. Aufl., Freiburg 1992 (VAK)

dies.: *Brain Gym®. Simple Activities for Whole Brain Learning*, Glendale/CA 1986 (Edu-Kinesthetics Inc.); deutsch: *Brain-Gym*, 3. Aufl., Freiburg 1992 (VAK)

dies.: *Lehrerhandbuch Brain-Gym*, 2. Aufl., Freiburg 1992 (VAK)

Dewe, Bruce A. J./Dewe, Joan R.: *Professional Health Provider 1*, Auckland/Neuseeland 1990 (Professional Health Practice Workshops)

Diamond, John: *Life Energy*, New York 1985 (Dodd, Mead & Co.); deutsch: *Die heilende Kraft der Emotionen*, 6. Aufl., Freiburg 1992 (VAK)

ders.: *Der Körper lügt nicht*, 8. Aufl., Freiburg 1992 (VAK)

ders.: *Lebensenergie in der Musik*, 9. Aufl., Freiburg 1994 (VAK)

ders.: *Lebensenergie in der Musik, Bd. 2: Wie im Leben, so in der Musik*, 2. Aufl., Freiburg 1992 (VAK)

ders.: *Re-mothering. Das Wiedererleben der Mutterliebe*, Freiburg 1991 (VAK)

ders.: *Leben als Cantillation. Analyse der Lebensenergie als Befreiung zur Liebe*, Freiburg 1991 (VAK)

Gerber, Richard: *Vibrational Medicine: New Choices for Healing Ourselves*, Santa Fe/NM 1988 (Bear & Co.)

Grinder, Michael: *NLP für Lehrer. Ein praxisorientiertes Arbeitsbuch*, 2. Aufl., Freiburg 1992 (VAK)

Jacobs, Gill: *Candida Albicans: Yeast and Your Health*, Beverly Hills 1990 (Optima)

Kaptchuk, Ted J.: *Chinese Medicine: The Web that Has No Weaver*, London 1983 (Rider & Co.); deutsch: *Das große Buch der chinesischen Medizin. Die Medizin von Yin und Yang in Theorie und Praxis*, München 1990 (Scherz)

Lloyd, Linda: *Des Lehrers Wundertüte. NLP macht Schule*, Freiburg 1991 (VAK)

Mahony, Frank: *Hyperton-X. Total Body/Mind Integration*, El Segundo/CA o. J.; deutsch: *Hyperton-X. Die Mahony-Methode*, Freiburg 1993 (VAK)

O'Connor, Joseph/Seymour, John: *Introducing Neuro-linguistic Programming: The New Psychology of Personal Excellence*, London 1990 (Mandala); deutsch: *Neurolinguistisches Program-*

mieren: Gelungene Kommunikation und persönliche Entfaltung, Freiburg 1992 (VAK)

Owens, Charles: *An Endocrine Interpretation of Chapman's Reflexes,* o. O. 1963 (American Academy of Osteopathy)

Rochlitz, Steven: *Die fehlende Dimension: Energiebalance. Mit Kinesiologie gegen Allergien und Candida,* München 1989 (Knaur)

Scott, Jimmy, with Goss, Kathleen: *Cure Your Own Allergies in Minutes,* San Francisco/CA 1988 (Health Kinesiology Publications); deutsch: *Allergie und der Weg, sich in wenigen Minuten davon zu befreien,* 2. Aufl., Freiburg 1992 (VAK)

Stokes, Gordon, and Marks, Mary: *Dr Sheldon Deal's Basic AK Workshop Manual,* Pasadena/CA 1983 (TFH-Foundation)

Stokes, Gordon/Whiteside, Daniel: *ONE BRAIN-Workshop-Buch. Korrektur legasthenischer Lernstörungen und Gehirnintegration,* 2. Aufl., Freiburg 1992 (VAK)

Thie, John F.: *Touch For Health,* Marina del Rey/CA 1973 (De Vorss & Co.); deutsch: *Gesund durch Berühren – Touch For Health. Eine neue ganzheitliche Methode zur Aktivierung der natürlichen Lebensenergien und des körperlichen und seelischen Gleichgewichts,* 8. Aufl., Basel 1992 (Sphinx)

Topping, Wayne W.: *Stress Release. Identifying and Releasing Stress through the Use of Muscle Testing,* Bellingham/WA 1985 (Topping International Institute); deutsch: *Stress Release,* 4. Aufl., Freiburg 1993 (VAK)

ders.: *Success over Distress,* Bellingham/WA 1990 (Topping International Institute)

ders.: *Körperenergien in der Balance. Muskeltests für die 8 Extra-Meridiane,* Freiburg 1988 (VAK)

Valentine, Tom and Carole: *Applied Kinesiology,* London 1985 (Thorsons)

Walther, David S.: *Applied Kinesiology, Vols. I and II,* Pueblo/CO 1981 (Systems DC)

6. Stichwortverzeichnis

(Fundstellen, die aus dem Inhaltsverzeichnis ersichtlich sind, also Kapitelüberschriften, sind hier nicht aufgeführt.)

Adeniyi-Jones, Rodney 128
Affirmation 85, 113
Akupressurpunkte 70, 72, 116, 168
Akupunktur 15, 20, 35, 155
Allergie 23, 159
    A.-korrektur 116 f.
    A.-test 43, 50, 63
Altersrezession 67, 109
Andrews, Elizabeth 139
Angst 23, 66, 111
Ängstlichkeit 154
Applied Kinesiology 13, 21, 24 ff., 56, 99 f., 128, 172
Applied Physiology 174
Ärger 66
Aromatherapie 144
Atem, atmen 97
Augen 31, 171
Augenbewegungen 88
Augenkurzschluß 52, 92
Augenstellungen 113
Aura 35, 157

Bachblüten 35, 76, 159
Balance 15, 18, 23, 35, 69, 74, 78
Balanced Health 123
balancieren (vgl. Korrektur) 168
Baldwin, Christine 129, 153
Barton, John 112
Beardall, Alan 102, 119 ff.
Behaviorale Kinesiologie 176
Benham, Charles 159
Benjamin, Daphne 146
Bennet, Dr. 71
Beratung 37, 148
Beschäftigungstherapie 129 f.
Bettnässen 111
Biokinesiologie 82, 112, 173
Blutdrucktest 97

Blutzucker(spiegel) 36, 64, 75, 77
Bradley, Janet 112
Brain-Gym® 106
Butler, Brian 123, 125

Callahan, Roger J. 97
Candida albicans (Candidiasis) 49, 103
Chakren 97
Challenging 57, 166
Chapman, Frank 71
Chiropraktik 17 ff., 131
chronisches Erschöpfungssyndrom (M. E.) 32, 103, 156
Church, Diana 143
Clarke, Daphne 112
Colitis 121, 143
Cook, Richard 131
Cooper, Cary 151
Cozens, Sheila 136

Darmreizungssyndrom 145
Deal, Sheldon 24 f., 63
Dennison, Paul E. 104, 114
Depression 87, 144, 150
Dewe, Bruce 26, 101
Diabetes 36
Diät 135, 144
Diagnose 26, 28, 34, 40, 127
Diamond, John 174, 176
Drüsen 21, 115

Edu-K® 94, 100, 114, 172
emotionalen Streß abbauen (ESR) 70
Empfindlichkeit 63, 114
Energie (feinstoffliche) 14, 35, 72, 103, 157
Energiebalance 28, 41, 46, 65, 100
Energiesystem 34, 157

184

energetische Medizin 15, 35
Ernährung 20, 142
   E. balancieren 70, 77, 169
   E. und Emotionen 144
Examensangst 135

Fingermodes 59, 88, 102, 166
Fortgeschrittene Kinesiologie 25, 173
Fruchtbarkeitsstörung 122, 134
Frustration 66, 111
Fünf Elemente 48, 66, 68, 75

Gangmechanismus 96, 105
ganzheitlicher Ansatz 10 f., 13, 22 f.
Geburt 110 f.
Gehirnhälften (-hemisphären) 52
Gehirnfunktion 174
Gehirnintegration 52, 74, 84, 94, 105, 107 f., 170
Gehirn-Rückenmark-Flüssigkeit 20, 48, 114 f.
Gerber, Richard 15, 35
Gesundheitskinesiologie 173
Gesundheitstriade 22, 26, 28, 129
Gill, Vivienne 107
Glyn, Jeremy 112
Goodheart, George 10, 13, 17 ff., 24 f., 27, 65, 71, 75, 85

Handmodes 59, 63, 65, 67, 120, 166
Heilen (geistiges) 15, 35, 157
Hiatushernie 102 f.
Homöopathie 35
Howell, Harry 147, 161
Hyperton-X 54, 173
hypertone Muskeln 114 ff.
Hypnotherapie 153

ICAK 13, 18, 25 ff., 163
IKC 26
Ileocoecalklappe 49
Indikatormuskeltest 55, 166
Integrated Kinesiology 148
Ionisation 51
Ischias 141

Karpaltunnelsyndrom 140
Kiefergelenk 137 f.
Kinesiology Federation 13, 100, 164
Kirlian-Fotografie 14
Klinische Kinesiologie 60, 99, 173
Knauss, Harald 177
Koordination 51 f., 74, 94, 107, 114
Kopfschmerzen 23
Korrektur 42, 168
Kraniosakralbewegung 52
Kraniosakraltechniken 59, 121

Lateralitätsbahnung 70, 74, 105
Leber 66
Lernschwierigkeiten 52, 105, 110, 114, 176
Lese-Rechtschreib-Schwäche 51, 52, 92, 94, 105, 110 f.
Lesch, Matthias 176
Lunge 21 f.
lymphatisches System 20, 71

Magnettherapie 116
Mahony, Frank 114 f.
Managementtraining 151
Mann, Felix 21
McCarroll, Kay 107, 114, 116
Menstruationsbeschwerden 158
Meridianabfahren 70, 72, 168
Meridiane 15, 21, 35, 72
   Leberm. 66
   Lungenm. 21 f.
   Magenm. 63, 78, 97
   Milz-Pankreas-M. 36, 64, 139
   Zentralgefäß 72
Meridiansondierung 165 ff.
Meridiantherapie 21, 35
Migräne 137, 160
Müdigkeit 36, 43
Muskeln
   Deltoideus 21 f.
   Latissimus dorsi 36, 64, 77
   Pectoralis major clavicularis 63, 78

Psoas 90
M. und Emotionen 51, 66
M. und Ernährung 64, 77
Muskel-Meridian-Verbindungen
20 ff., 26, 28, 35, 68
Muskeltesten 14, 19, 34, 41, 53
als Biofeedback 54 f., 69, 101,
115, 127
als Erfolgskontrolle 27, 70
als Sondierungstechnik 10 f., 53
für Wahl des Vorgehens 27
Muskelumprogrammierung 70, 73,
132, 168
Musiker 139 f., 177
Mutter-Kind-Bindung 111

Nährstoffmangel 65, 116
Nahrungszusätze 121, 143
Narbengewebe 96, 160
Nebennieren 75, 103
Nervensystem 18, 21, 53
Neurolinguistisches Programmieren
(NLP) 82, 149
neurolymphatische Punkte 20, 70 f.,
168
neurovaskuläre Punkte 70 f., 168
Nieren 90

Ohren 93, 171
Ohrenkurzschluß 52
ONE BRAIN 172
Organsondierung 165, 167
Osteopathie 134

Palmer, Daniel 18
Panikattacken 23
Pankreas 36, 64, 77
Phobie 97, 154
Physiotherapie 53, 136
Phytotherapie 146
Polaritätsswitching 52, 95, 171
Prioritätsfindung 58, 142, 166
PHP/PKP 26, 172
Psoriasis (Schuppenflechte) 118
Psychokinesiologie 148

Psychologische Umkehrung 66, 84,
170

Qi 14 f., 21, 72

Reflexpunkte 15
Robinson, Ashley 90, 123
Röntgenaufnahmen 27, 40
Rückenschmerzen 23, 38, 59, 82,
90, 131, 134

Sakro-Okzipital-Technik (SOT)
115
Schatz, Alfred 8, 175
Schläfenklopfen 85, 170
Schmerz 96, 113 f., 119
Schulmedizin 11, 17, 128, 133
Schwindel 117
Scott, Jimmy 116
Selbsthilfe 170 f.
Sensitivität 157
Smith, Christopher 134
Solarplexus 103
Sondierung 10, 41, 165 ff.
biochemische S. 50, 63, 165 ff.
emotionale S. 50, 65, 165 ff.
elektromagnetische S. 51, 68,
165 ff.
energetische S. 40, 165 ff.
strukturelle S. 49, 62, 165 ff.
Sonnenschmidt, Dr. Rosina 177
Stevenson, Isobel 133
Stiller, Angelika 176
Stokes, Gordon 108
Streß
emotionaler S. 29, 74, 97, 108,
147
umweltbedingter S. 116
S. bei der Arbeit 152
Streßabbau, emotionaler 70, 74,
148, 168, 170
Streßablösung 109
Sudworth, Richard 138
Surrogattest 30, 60 ff., 111, 166
Synergie der Sinne 175
Systematische Kinesiologie 173

TASK 123
Therapielokalisierung 57, 91, 166
Thie, John 24 f., 174
THREE IN ONE CONCEPTS 82, 172
Thurnell-Read, Jane 118
Thymusdrüse 91, 103, 171
Tier-Kinesiologie 161
Topping, Wayne W. 84, 88, 113
Touch For Health (TFH) 10, 24 ff., 99 f., 172
    Grundbalance 113
    Korrekturen 78
    Sondierung 48
    zur Vorbeugung 36, 46
Touch For Health Foundation 24 f.
Trauma 75, 104, 109, 146
Triade der Gesundheit 22 ff.

Überkreuzbewegung 55, 70, 74, 94, 105, 168, 171
Überzeugungen (und Gesundheit) 50, 149
Unfalltrauma 97, 114
Urbanowicz, Marek 155

Utt, Richard 174
Verdauungsprobleme 23, 133
Verhaltensbarometer 109
Verity, Andrew 175
Verletzungen 141
Verweilmode 60, 166
Voce, Adrian 103
Vorbeugung 35 f.

Walther, David S. 56
Wasser 170
Weimer, Dr. Swaantje 177
Wennekes, Renate 176
Whiteside, Daniel 108
Wirbel 47, 59
Wirbelsäule 18
Wut 66

Zahnheilkunde 130
Ziele balancieren 83, 170
Ziele setzen 106, 170
Zorn 111
Zucker 36, 78, 139
Zweipunktlokalisierung 58, 119, 166

Über die Autorinnen

Maggie la Tourelle praktiziert und lehrt holistische Ansätze der Gesundheitspflege. Sie arbeitet auch als Managementberaterin. 1984 begann sie *Touch For Health* zu unterrichten; seitdem hat sie reiche Erfahrungen in allen wichtigen Bereichen der Angewandten Kinesiologie gesammelt.

Anthea Courtenay ist freischaffende Schriftstellerin, Journalistin und Übersetzerin. Sie hat sich auf Naturheilkunde spezialisiert und bereits für zahlreiche Zeitschriften und Verlage gearbeitet.

Dr. John Diamond:
Die heilende Kraft der Emotionen

John Diamond zeigt Ihnen, wie Sie Ihre Lebensenergie hoch halten können. Negative emotionale Zustände (Haß, Ärger, Neid ...) reduzieren die Lebensenergie. Positive emotionale Zustände (Liebe, Vertrauen, Mut ...) heben das Energieniveau an, helfen Ihnen, mit den Streßfaktoren des Lebens fertig zu werden, und steigern Ihre Kreativität und Produktivität. Sie lernen, mit Hilfe eines einfachen Muskeltests den Zustand Ihrer Lebensenergie einzuschätzen, störende Faktoren zu bestimmen und diese durch positive Emotionen zu ersetzen.

7. Auflage, 276 Seiten, 38 Fotos und Illustrationen, Hardcover mit Fadenheftung,
38,– DM/38,– sFr./297,– öS, ISBN 3-924077-02-9

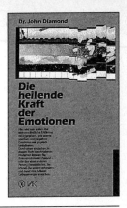

Dr. Jimmy Scott/Kathleen Goss:
Allergie und der Weg, sich in wenigen Minuten davon zu befreien

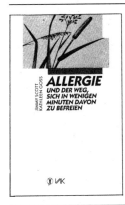

Dieses Buch beschreibt eine Selbsthilfemethode, die Ihre eigene Körperenergie nutzt, um Sie von Allergien zu befreien. Gleichzeitig können Sie die Verträglichkeit bestimmter Nahrungsmittel und anderer Substanzen erhöhen. Jimmy Scott berichtet, wie er in langjähriger Erprobung circa 90 Prozent seiner Patienten mit seiner Allergieklopftechnik heilen konnte. Diese Methode kombiniert Muskeltests und das Klopfen bestimmter Akupunkturpunkte.

2. Auflage, 232 Seiten, 47 Illustrationen, Paperback, 34,– DM/34,– sFr./265,– öS, ISBN 3-924077-11-8

Dr. Roger J. Callahan:
Leben ohne Phobie. Wie Sie in wenigen Minuten angstfrei werden

Phobien und Ängste beherrschen das Leben vieler Menschen. Roger Callahan berichtet, wie er in 85 Prozent aller Fälle seine Patienten von ihren Ängsten befreien konnte – augenblicklich und auf natürliche Weise: mit Hilfe der Muskeltests der Angewandten Kinesiologie und mit einer von ihm selbst entwickelten Klopftechnik. Sie können diese Methode sofort anwenden.

3. Auflage, 209 Seiten, 37 Illustrationen, Paperback, 28,– DM/28,– sFr./219,– öS,
ISBN 3-924077-07-X

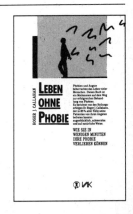

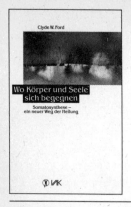

Dr. Clyde W. Ford:
Wo Körper und Seele sich begegnen.
Somatosynthese – ein neuer Weg der Heilung

Marilyn Ferguson schreibt im Vorwort: „Es ist Clyde Fords großes Verdienst, daß er die beiden getrennt auftretenden Erscheinungsformen von Therapie (die körperliche und die geistig-seelische) entmystifiziert, indem er zeigt, an welchem Punkt beide Strömungen ganz logisch zusammenfließen: Der Körper speichert emotionale Erinnerungen. Berührung weckt diese Erinnerungen. Sind sie einmal bewußtgeworden, kann der Geist die Spannung lösen, die Schmerz oder Unbehagen erzeugt. Wie könnte es auch anders sein?"

299 Seiten, 20 Illustrationen, gebunden,
39,80 DM/39,80 sFr./311,– öS, ISBN 3-924077-22-3

Milton Ward:
Nutze den Schmerz

Der Schmerz, diese von den meisten Menschen gefürchtete Erfahrung, ist in Wirklichkeit ein großes Geschenk: Er führt uns zu körperlichem, geistigem, seelischem und spirituellem Wohlergehen. Schmerz ist nicht nur ein Warnsystem, er ist auch ein zuverlässiger Wegweiser, der uns sagt, wie wir unsere Probleme lösen können. Angst vor Schmerz, Bekämpfen, Ignorieren oder Überspielen des Schmerzes – solche Reaktionen hindern uns an der einzig angemessenen Antwort: den Schmerz bewußt wahrzunehmen, seine Bedeutung zu erfassen und auf die dabei empfundenen Gefühle einzugehen. In diesem Sinne überwindet der Schmerz sich selbst.

167 Seiten, Paperback, 24,80 DM/24,80 sFr./194,– öS,
ISBN 3-924077-23-1

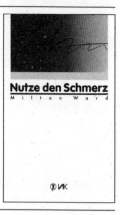

Das INSTITUT FÜR ANGEWANDTE KINESIOLOGIE FREIBURG veranstaltet laufend Kurse in *Edu-Kinestetik, Touch For Health (Gesund durch Berühren), Natürlich besser sehen* und in den verschiedenen Bereichen der Angewandten Kinesiologie. Durch engen Kontakt mit den Pionieren der Methode in den USA ist das Institut in der Lage, ständig die neuesten Entwicklungen auf dem Gebiet der Angewandten Kinesiologie zu präsentieren.

Außerdem fördert das Institut die Verbreitung der Angewandten Kinesiologie im deutschsprachigen Raum durch Literaturempfehlungen und Adressenvermittlung. Wer an der Arbeit des Instituts interessiert ist, kann kostenlose Unterlagen anfordern bei:

INSTITUT FÜR ANGEWANDTE KINESIOLOGIE FREIBURG
Zasiusstraße 67, D-79102 Freiburg
Telefon 07 61-7 27 29, Telefax 07 61-70 63 84

Elizabeth Andrews:
Muskel-Coaching. Angewandte Kinesiologie in Sport und Therapie

Dieses Buch gibt umfassend Auskunft über Tests und Behandlungen für alle wichtigen, die Körperhaltung bestimmenden Muskeln. Es wendet sich in erster Linie an Trainer und Sportler, ist aber für jeden von Interesse, der bessere körperliche Leistungen erzielen, möglichen Beschwerden und Verletzungen vorbeugen oder sie schnell und gründlich auskurieren will. Die mit Fotos und Zeichnungen reich illustrierten Anleitungen machen die Anwendung dieser Techniken einfach und sicher. Ein Handbuch für alle, die therapeutische Arbeit an der Muskulatur des Menschen leisten.

200 Seiten (18 × 24,5 cm), 85 Schautafeln, Paperback, 49,80 DM/49,80 sFr./389,- öS, ISBN 3-924077-36-3

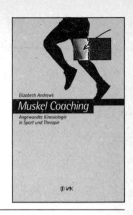

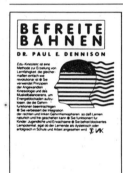

Dr. Paul E. Dennison:
Befreite Bahnen

Lernbehinderungen sind keine Krankheit. Sie sind vielmehr Störungen im Kommunikationsnetz, das den Menschen mit seiner Welt verbindet. Beim lernbehinderten Kind liegt eine „Blockierung des Systems" vor: Es wird durch den Leistungsdruck und das Konkurrenzdenken in der Schule abgeblockt. Paul Dennison erläutert, wie dieses Dilemma zustande kommt und wie wir es überwinden können. Die dabei eingesetzten Techniken basieren auf den neuesten Entdeckungen der experimentellen Psychologie und der Gehirnforschung in den USA.

9. Auflage, 177 Seiten, 70 Illustrationen, Paperback, 26,- DM/26,- sFr./203,- öS, ISBN 3-924077-01-0

Andrew Matthews:
So geht's dir gut

Dieses Buch handelt davon, warum Sie immer nur Ihre besten Kleider mit *Spaghetti bolognaise* bekleckern; warum Sie Ihre alte Schrottkiste jahrelang ohne Schramme fahren können und dann Ihren neuen Wagen nach zwei Tagen demolieren; warum manche Leute immer zur rechten Zeit am richtigen Ort zu sein scheinen – und wie Sie dazugehören können. Es handelt auch davon, wie Sie (mit Hilfe der Techniken und Strategien des NLP) sich selbst verstehen, über sich selbst lachen, sich selbst vergeben und erfolgreicher, wohlhabender und glücklicher werden können.

137 Seiten (18 × 24,5 cm), 70 Illustrationen des Autors, Paperback, 26,- DM/26,- sFr./203,- öS,
ISBN 3-924077-32-0

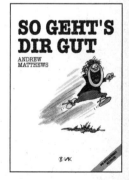